「生命力」を
目覚めさせる
暮らし方

「ムスビの会」主宰
岡部賢二
Okabe Kenji

月のリズムでダイエット

サンマーク出版

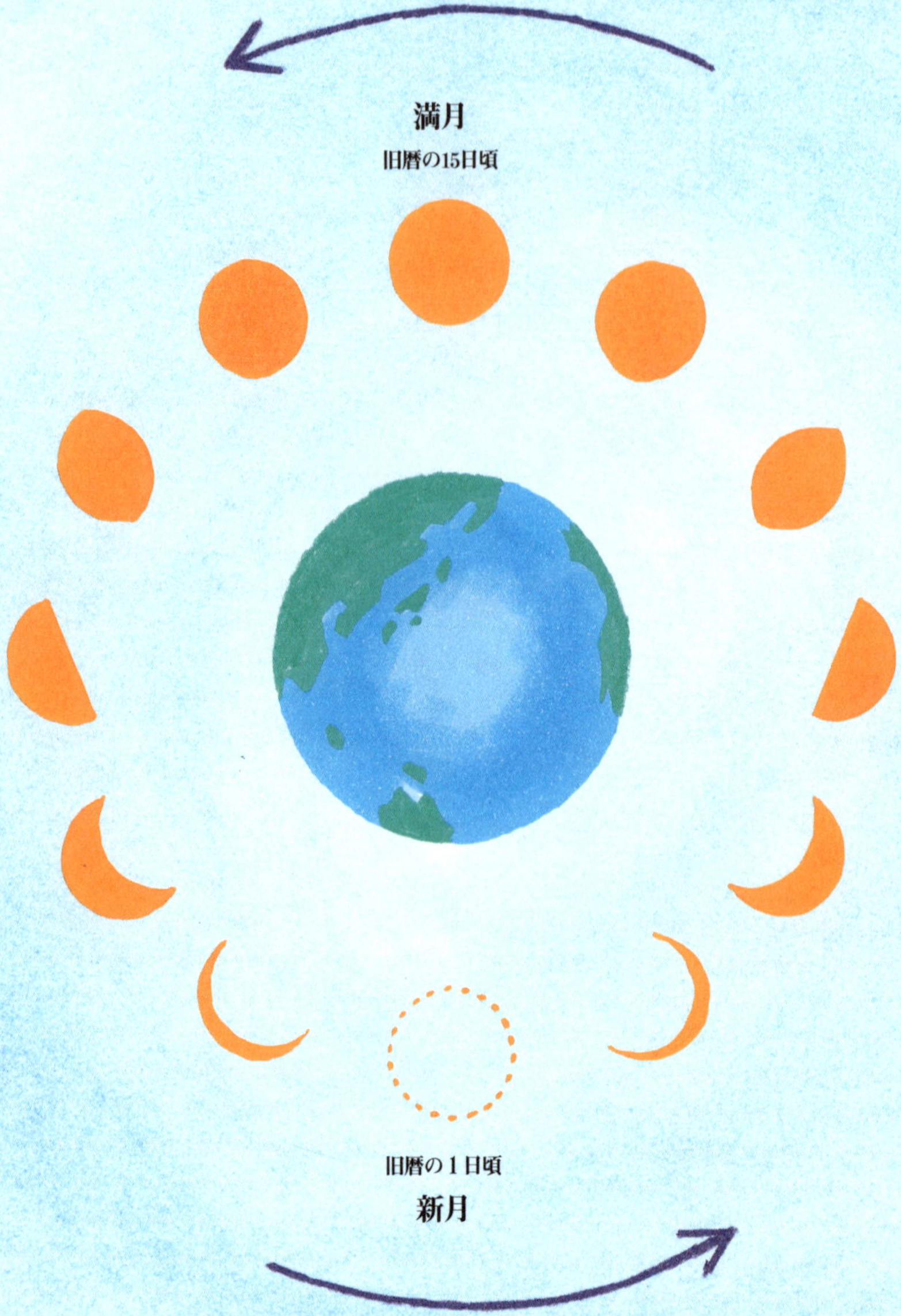
満月
旧暦の15日頃
旧暦の１日頃
新月

はじめに

ダイエットというと、やせることばかりが注目されていますが、じつは太りたくても太れないという悩みも多いのです。本来のダイエットとは、太りすぎたり、やせすぎたりした体を、適正なバランス状態に戻す養生法のことを言うのです（実際、ダイエットという言葉を英語の辞書でひくと、「健康のための食事」とか「食事療法」という訳が載っています）。また、本当のダイエットとは体が健康になるだけでなく、心まで明るく豊かにすることができるものだと思います。

今、日本では、生活習慣病が蔓延《まんえん》しています。そのなかでも、食べすぎた食べ物が不完全燃焼し、吐き出されたススのような老廃物が腸にこびりついた「メタボリック症候群」が問題となっています。「メタボリック症候群」は、「燃え尽きない症候群」とか「スス化症候群」と呼んでもよいでしょう。詰まって出すことができない状況なのに、無理に入れることばかりしている状態をいうのです。

これは、人間の心も同じで、現代人は使いきれない情報を入力しすぎて、身動きがとれない状況になってしまっているようです。今の社会は、情報の洪水状態とみることができます。

このような食べ物と情報のあふれる現状のなかで、今、私たちに必要なのは、いらないものを消去するという方向性です。不要なものを掃除して、「心と体のリセット」を行う必要があるのです。そのための心と体のダイエットに必要なのが、「プチ断食」なのです。

プチ断食で腸がきれいになると、モノへの執着もまたなくなっていきます。食べ物という物質的なものをなくすことで、目に見えないエネルギーによって心と体が満たされるのを感じることができるようになるでしょう。

この本では、心と体を調和させ、人間本来はそうであるはずの美しく輝ける状態に戻すダイエット法として、月のリズムでのプチ断食を提案しています。旧暦の1日と15日頃は新月と満月にあたりますが、この日は月の引力によって体内に滞った毒素の排泄力や体の若返りの力が、もっとも高まる日でもあるのです。

つまり、もっとも効率がよく、しかも確実に効果のあるダイエット法が、月のリズムを活用したプチ断食なのです。そこで、1月に2回だけ、新月と満月の日に夕食を抜くというやり方を考えました。これくらいなら、多くの人に実践していただけるのでは、と思ったのです。

断食という言葉を聞くと、怖いとか危険だ、などのマイナスのイメージをもつ人が多いと思いますが、玄米甘酒を飲みながらのプチ断食なので、おなかもすかないし、リバウンドという断食明けのヤケ食い状態も引き起こしません。身も心もスッキリとして、本当に楽しく実践できます。翌日の朝の目覚めがよいことにも、ビックリするでしょう。

この心地よい感覚を大切にして、体の声を聞いてあげるようにしてみてください。体が発する内なる情報に耳を傾けるということが、体をいたわり、自然治癒力を上げるうえで、とても大切なことなのです。

実際に月のリズムに沿ったプチ断食を実践した人から、「スリムになった」「肌のツヤがよくなった」「シミが薄くなった」「髪の毛が黒くなった」「頭がスッキリした」「気持ちが明るくなった」「前向きに生きられるようになった」「シンクロニシティ（共時性、偶然の一致）が起こり始めた」などの体験談がたくさん寄せられています。

「月のリズムでダイエット」は、単にやせる目的の手段や体質改善の健康法ではなく、ストレスや不安、恐怖などのマイナスの感情で病んでいる心をケアする力のある、画期的な養生法なのです。

このダイエット法を継続して行うと、気持ちが明るく前向きに変わっていくのを自然に感じられるようになります。また、モノやお金がなくても、「あるがままでありがたい」という感謝の念が、心の底からわきあがってくるようになるでしょう。そして、モノへの執着や常識へのとらわれから解放され、真に人間らしい生き方ができるようになれるのが「月のリズムでダイエット」のおもしろい点です。

そんなプチ断食を柱とした「月のリズムのダイエット」によって、読者のみなさんにたくさんの喜びと気づきがもたらされることを、心から願っています。

岡部賢二

二〇〇八年九月吉日

月のリズムでダイエット CONTENTS

第2章

新月と満月の夜は「甘酒断食」日和《びより》

第3章 「イノチの力」をよみがえらせるプチ断食

第4章 いい汗かいてデトックス

エピローグ

少食で本来の生命力をいかせる体になる

第1章

月のリズムに合わせて暮らすと心身のリズムが整う

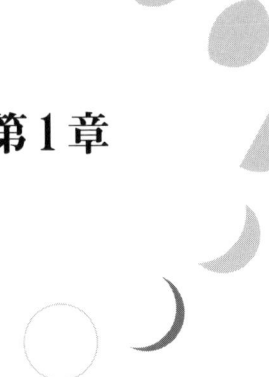

月の引力がもつデトックス効果

日本人は月を感じながら暮らしてきた

昔から日本には、旧暦の8月15日（十五夜）と9月13日（十三夜）に月をめでる、お月見という風習があります。昔話には、満月の夜に月に帰って行くかぐや姫の話もありますし、子どもの頃には、だれもが「月にはうさぎがいる」と本気で思っていたものです。このように、月は私たちにとって、とても身近なものとして存在してきました。

日本人が生活のなかで長く使用してきた旧暦では、新月の日を1日とするので、満月は15日あたりになります。人々は旧暦を使うことで、自然に月の満ち欠けを知ることができたのです。

旧暦とは、明治5年にグレゴリオ暦という新暦が採用されるまで使われていた暦ですが、

「太陰太陽暦」ともいい、月のリズム（陰のリズム）と太陽のリズム（陽のリズム）が陰陽調和したカレンダーで、日本人はこの旧暦で月を感じながら、大自然と調和した生活をしてきました（「陰陽」の詳しい説明は18ページを参照）。

昔から、神社で行われる神事は、旧暦の1日と15日を中心に行われてきました。神事とは月のエネルギーから体にもたらされる影響を考慮に入れてなされる、宇宙エネルギーとの共鳴現象ととらえてもよいでしょう。

日々月を意識して暮らしてきた昔の人は、人間の体と月が波動共鳴しながら機能しているということを、直感的に知っていたのでしょう。「腎」や「肝」、「腸」や「脳」のように、人間の内臓を表す漢字には「月」がついています。体と月の密接な関係が、そこに表れているような気がします。

また、「ツキがある」とか「ツキがない」という言葉がありますが、日本語では、運のことを「ツキ」という言葉で表しています。「月とともに生きるとき、人生にはよいことが現れる」ということを、示しているのかもしれませんね。

月は、地球、人、生物に影響を与えている

形をもたない柔らかな物質である水は、月の引力の影響を強く受けます。月と向かい合っ

た海面は、月の引力に強く引かれ、大きく盛り上がるため、水位が上がります。そのちょうど反対側の面も、地球の自転による遠心力(中心から外に向かって拡散しようとする力)によって盛り上がり、この二面が満ち潮の状態になります。その水の移動によって、側面では引き潮となります。このように月の引力によって、潮の満ち引きが起きているのです。

満ち潮のしくみ

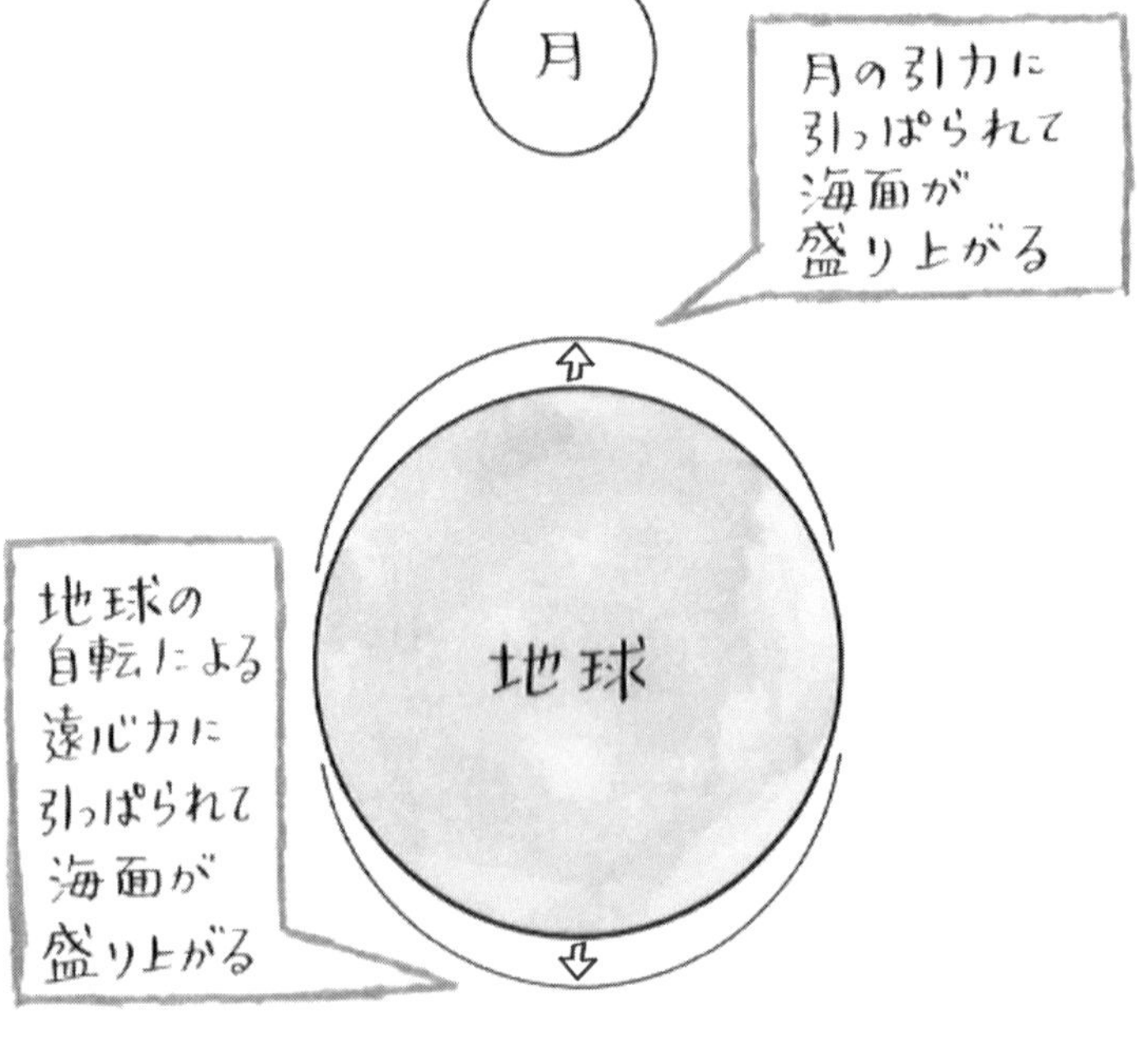
月
月の引力に引っぱられて海面が盛り上がる
地球
地球の自転による遠心力に引っぱられて海面が盛り上がる

この干満による水の動きは、潮流となって海中の生物に影響を与えます。大きく引いたり寄せたりするときには、水の動きにともなって、魚たちの動きも活発になるようです。だから釣りをする人々は、干満の時間を調べて出かけることが多いそうで、潮位によって釣りの成果が大きく変わるのだそうです。

また、海の生物には、満月や新月のときに生殖活動を行うものが多くあります。ウミガメは満月の日に浜辺にやってきて卵を産み、珊瑚もまた満月の晩に一斉に産卵を始めます。小魚も満月や新月に交尾を行うものが多く、小さな蟹たちは満月の夜に浜辺に集まり、生命のダンスを踊るのです。蛤も、満月の日の夜明けに砂浜に大量に押し寄せると聞いています。

人間もまた、新月と満月のときには出産件数が増え、満ち潮で赤ちゃんが誕生し、引き潮に合わせるようにお年寄りが息をひきとるということがみられるように、月のリズムは人の生死にも影響を与えているのです。

満月や新月の引力が、生物に内在する力を引き上げる

アメリカの精神科医アーノルド・L・リーバーは、「月の引力によって潮の満ち干きが引き起こされるように、体の80%が水分である人間の体内でも潮汐《ちょうせき》作用が起きている」という仮説を立てました。それを「バイオタイド理論」として、『HOW THE MOON AFFECTS YOU』

新月のときはエナジー（生命力）が高まり、半月のときは弱まる」という基本的なリムズがあることを発見したのです。

（邦題『月の魔力』東京書籍刊）という本で発表しています。

　彼は、「満月や新月のときには心身の緊張が高まり、半月のときには弛緩《しかん》する」、「満月や新月のときはエナジー（生命力）が高まり、半月のときは弱まる」という基本的なリムズがあることを発見したのです。


　満月と新月の日は、ともに引力が強くなるため、そのエネルギーによって地球のエナジーレベルが上昇します。月の引っ張る力が生物に内在する力を引き上げ、活性化させます。だから、人に内在するよい思いも悪い思いも、満月や新月には引き出されやすいのです。

　リーバーらは、出産や産卵は、前述した新月や満月の頃の出産数の増加傾向を、データをとって確認しています。出産や産卵は、高いエネルギーを必要とする作業であるため、固体のもつ生命力だけではなく、外的な影響力が高まるときにそのような現象が起きるととらえられます。

　出産という特別な場合でなくても、人間の体は月のリズムの影響を受けています。その影響は、月の位置によって違ってきます。たとえば、満月から新月にかけて欠けていく月では、「排泄力」や「解毒力」が増します。反対に新月から満月にかけての満ちていく月では、取り込む力、すなわち栄養などの「吸収力」が増します。

　そのため、手術の成功率や薬の効きめも日によって違ってきます。体に何かを施す場合、月のリズムのなかでいつ何時それがなされるかが、よい結果を得られるかどうかということに大きく影響するということなのです。

新月にかけて解毒力が、満月にかけては吸収力が増す

前述のように、満月から欠けていく月には、「解毒」「洗浄」「発汗」「発散」などの働きがあります。そして、新月に近づくほどその力は強まり、新月にピークをむかえます。

その影響を受けるため、手術や治療などは新月に向かう時期に行うと出血が少なく、傷の治りが早くなります。また薬の副作用を受けにくくなるので、手術の成功率が高くなり、回復期間が短くてすむのが、この欠けていく月の時期の特徴なのです。

家事をする場合も、掃除や洗濯の汚れの落ちぐあいが、満ちていく月のときと比べると格段によくなります。庭木の剪定《せんてい》、芝刈り、雑草退治に向く時期でもあります。

またこの時期は、「取り込む力」が弱いので、多少食べすぎても太りにくい傾向があります。

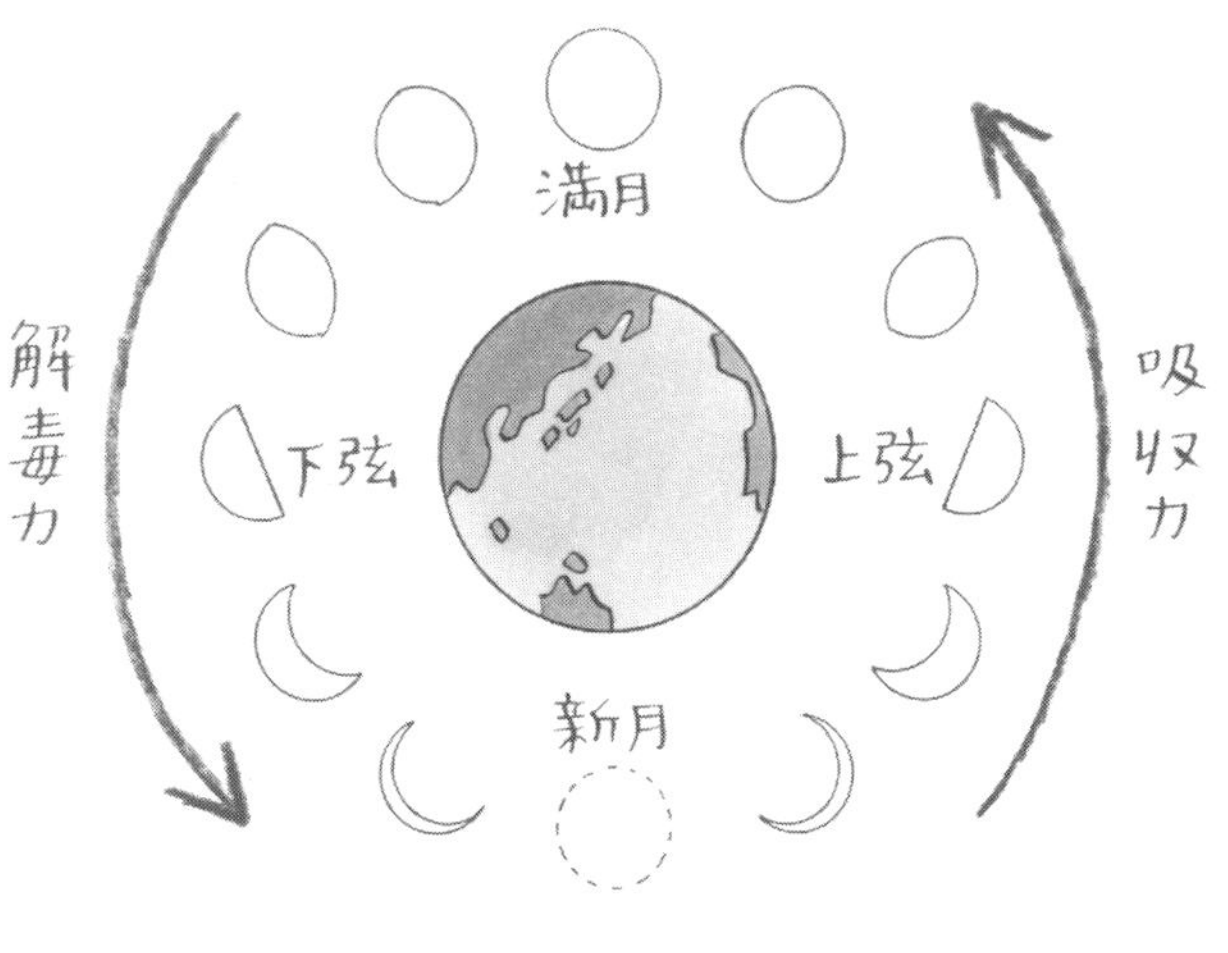

反対に満ちていく月では、「補給」や「摂取」という、体にいろいろなものを吸収してエネルギーを蓄える働きが増し、その力は満月にピークをむかえます。また、体の「保護」や「休養」を促す期間でもあります。

この時期は、食べ物から摂取するビタミンやミネラルの吸収力が増すので、あらゆる欠乏症を治しやすいときです。反対に毒素の吸収もしやすくなるので、蜂や蛇毒からきのこ中毒に至るまで、すべての中毒症状は重くなる傾向にあります。

満月に近づくに従って、人の体は出血しやすくなり、傷口が開きやすくなるため、手術やその後の経過はだんだん悪くなっていきます。薬の副作用がひどくなるのも、この時期です。

農業なら広い土地への種まきに適し、庭作りなら芝張りに適する時期ですが、水の吸い上げがよいときなので、水を与えすぎないよう注意してください。

人は満月で陰性になり、心が活性化する

最近「陰陽」という言葉をいろいろなところでみかけますが、マクロビオティック（玄米菜食を主体とした食養法）でいうところの「陰」とは、拡散していく遠心的なエネルギー、あるいはそのような状態をいいます。「陰」の性質は、冷やす、ゆるめる、溶かす、ふくれる、水分が多い、上昇といった特徴があります。

一方「陽」とは、収縮していく求心的なエネルギー、あるいはそのような状態をいいます。「陽」の性質は、温める、しめる、かためる、縮める、水分が少ない、下降といった特徴があります。

この「陰陽」の考え方で、月と人間の状態との関係性をみていきましょう。

満月のときには、頭上にある月によって上方に水が引き寄せられますが、これは陰性の力によるものです。このときは、人体の水分もまた、上半身に引き寄せられるため、冷えのぼせ状態（熱が上気することで、足腰が冷える状態）、つまり陰性な体の状態になります。

顔にむくみが出やすく、のどがかわいて水をたくさん欲するのも満月の頃です。そして体が水ぶくれ状態という陰性状態になるわけです。夜露が多いのも満月の頃の特徴ですが、人間もまた水気を多く含み、細胞が膨張した陰性状態になりやすいのです。

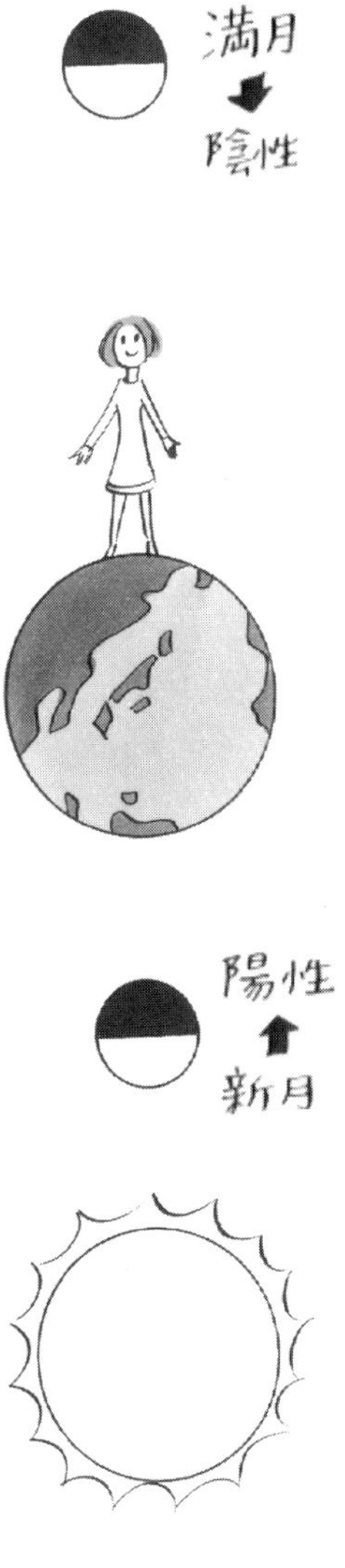

つまり、満月は人の体を陰性にして、心（体に比べて陰性）の活性を高めるととらえるとよいでしょう。陰性の波動とは「融合する」ことであり、「合体する」ことであり、「受け入れる」こと、すなわち「すべてを結ぶ」ことです。

満月は「サクセス・ムーン」と呼ばれている

満月のときにはこの陰の気が高まるため、人と人との心を結びつけるコミュニケーションが深まったり、恋の花が咲いたりします。生き物が産卵する満月の日は、精子と卵子を結びつける日でもあるのです。

ですから、人間関係をスムーズに運ぶためには、この満月のエネルギーをいかすとよいでしょう。アメリカで精神世界に関心を寄せる人々の間では、満月は「サクセス・ムーン」と呼ばれ、交渉事に適する日とされてきました。満月の日には自分の表現力が増し、意思や感情の伝達がうまくいくと考えられています。

陰性の働きには、「ゆだねる」や「任せる」といった意味もあります。月の力に身をゆだねると、目に見えない力によって生かされていることに気づくでしょう。そうすると、「おかげさまで」という気持ちに自然になれるのです。

満月の日は大いなる大自然・大宇宙の力と人間が結びつきやすいことから、古来インドに伝わるハタ・ヨーガの瞑想法では、満月の夜の瞑想が重視されてきました。普段の日の瞑想以上に自己の内側に深く入り、宇宙とのつながりを得られるとされています。

また、満月に集められた野草や野菜は、より強い威力を発揮します。満月では葉や花、実のほうにエネルギーが蓄えられるのです。満月の日に収穫された野草や野菜、種子類にはビタミンやミネラルが多く、これらを用いて料理をすると浄化力が増し、心が穏やかになります。

人は新月で陽性になり、体が活性化する

新月の日は月が地球の裏側にあり、大地のほうから引力が働きますが、これは陽性の力によるものです。そのため、人体の水分は、体のなかでも陽性な足腰に集中します。足腰に血液や体液が集まると、熱もまた足腰に集まるので、頭寒足熱状態、つまり地に足がついて安定した陽性な状態になるのです。

新月には、植物も大地のほうから月の引力に引っ張られて、根に栄養が集まるのですが、人間もまた足がむくみやすくなるというように、下半身に「気・血・水」が集まる陽性状態になりやすいのです。

つまり、新月は人の体を陽性にし、体（心に比べて陽性）を活性化するととらえるとよい

でしょう。陽性の作用には、「かためる」「切り分ける」「すえる」「動じなくなる」「始める」などの働きがあります。

新月に祈ると、思いが現実化する

体が陽性化する新月の日には、決心をかため、腹をくくり、肝をすえて、強い「意（志）」を宇宙の波に乗せる「意乗り（祈り）」の日でもあります。体が陽性化することで、求心力が働き、身のまわりに現象化のエネルギーを集めることができるため、新月に「意乗った」ことは実現しやすいのです。紙に10項目くらい書いて「意乗る」とさらによいでしょう。「意乗った」あと、感謝の念をささげると思いが現実化しやすくなります。

体が陽性化する新月は、分離や独立、新しいことに着手するのにも適します。解毒や排泄、出立《しゅったつ》など、解き放つ日でもあるのです。毒素の解毒や排泄、いらないものを処分したり、大掃除をしたり、会社を設立したり、新しいプロジェクトに着手したり、習い事を始めたりするのに適する日であるということです。

前述のように、新月には植物の根にエネルギーが蓄えられるので、この日に収穫された根菜類には、ビタミンやミネラルなどの栄養成分が濃縮して含まれていて、おいしくなっています。そのような根菜を用いた料理をいただくと、生命力がみなぎり、イキイキしてきます。

月のリズムの旧暦は、生理のカレンダー

満月や新月の特徴を知り、その時期を意識して暮らすと、今までスムーズにいかなかったことも、滞りなく運ぶようになります。それには、月のリズムが反映されている旧暦を使うとしっくりきます。

もともと旧暦は、月の満ち欠けのほか、植物の開花や野鳥、動物、昆虫の出現、気象など、自然界の事象を体系化したものです。そのため、旧暦は種まきや収穫の時期を知るための農業カレンダーにもなり、漁に最適な日や時間を知るための漁業カレンダーにもなったのです。

また、旧暦は人間の生理機能に直接かかわる生理カレンダーでもあります。とくに女性の場合、満月と新月の日にホルモンの分泌が増えるといわれていますし、約29日周期（=旧暦のひと月）で地球のまわりを回る月のリズムは、女性の生理のリズムでもあります。

生理を「月のもの」といったり、「月経」と呼んだりするのは、28日から29日の周期で生理現象が起きるためです。英語では月経のことを「メンストルエイション」といいますが、これは月を意味するラテン語の「メンシス」を語源としています。人類は、月の周期と生理現象の一致を古代から感じていたようです。

※月のリズムがわかりやすい旧暦手帳の案内は175ページで。

女性の体は月のエネルギーに同調している

月経と女性ホルモンの深いかかわり

女性が初潮を迎えてから約40年間おつきあいする月経は、ホルモンによってコントロールされています。私たちの体のなかには、さまざまなホルモンがありますが、ホルモンの語源は「刺激する」というギリシャ語のホルマオからきているといわれ、生きていくうえで大切な各器官の働きを、バランスよく調整する役割を果たしています。

そのなかでもとくに女性とかかわりの深いのが、エストロゲンと呼ばれる卵胞《らんぽう》ホルモンです。思春期になって女性の体がふっくらとなり、女性らしくなるのは、このエストロゲンの働きで、思春期では小児期の20倍もの量が分泌されるようになります。

エストロゲンは子宮の発育にも関係しますが、毎月排卵に向けて体の準備をしてくれるホルモンでもあります。これは、生理から排卵までの期間に分泌され、受精卵が着床しやすいように、子宮内膜を厚くする働きがあります。

そして排卵後に分泌されるのが、プロゲステロンと呼ばれる黄体ホルモンです。プロゲステロンは、エストロゲンによって増殖された子宮内膜をさらにしっとりと増殖させ、柔らかくして、より受精卵が着床しやすいよう、子宮のベッドメイキングをしてくれます。

子宮内膜はこのように、女性ホルモンの働きで増殖して妊娠に備えますが、妊娠が成立しなければ、子宮からはがれて月経血となって排出されます。周期的に子宮内膜の「増殖→剥《はく》離《り》→出血」を繰り返すのが、生理というわけです。

ただし、妊娠が成立すると、プロゲステロンがそのまま分泌を続けます。プロゲステロンは妊娠と出産の準備に欠かせないホルモンなのです。

プロゲステロンが分泌されている間は体温が高くなり、分泌が止まる月経期とその後の排卵の準備期には体温が低くなります。基礎体温の高温期は、このホルモンによってつくられているのです。

女性の体は、月のリズムで変化する

女性の体は、7の周期で変化しているといわれています。前述のエストロゲンとプロゲステロンといった女性ホルモンは7歳頃に分泌が始まり、14歳頃初潮を迎え(動物性食品の摂取が多くなると初潮が早くなるため、早い人は11~12歳くらい)、女性らしい体に変化していきます。

そして、21歳くらいで月経のリズムが整い、排卵が定期的に起きるようになります。28歳頃には女性ホルモンの分泌がピークに達し、結婚や妊娠、出産、育児といった成熟期を迎えます。35歳くらいで育児も山場をむかえ、性も円熟のときとなります。

42歳頃から女性ホルモンの分泌が徐々に落ちだして、月経周期の乱れから、心と体の不調を訴える更年期の症状が現れます。49歳頃になると、そろそろ閉経を迎える人が増えはじめ、女性は56歳頃で生理とお別れして、精神性に目覚めていきます。

この女性に働く7のリズムが、じつは月のリズムなのです。新月から1週間で半月(上弦の月)とな

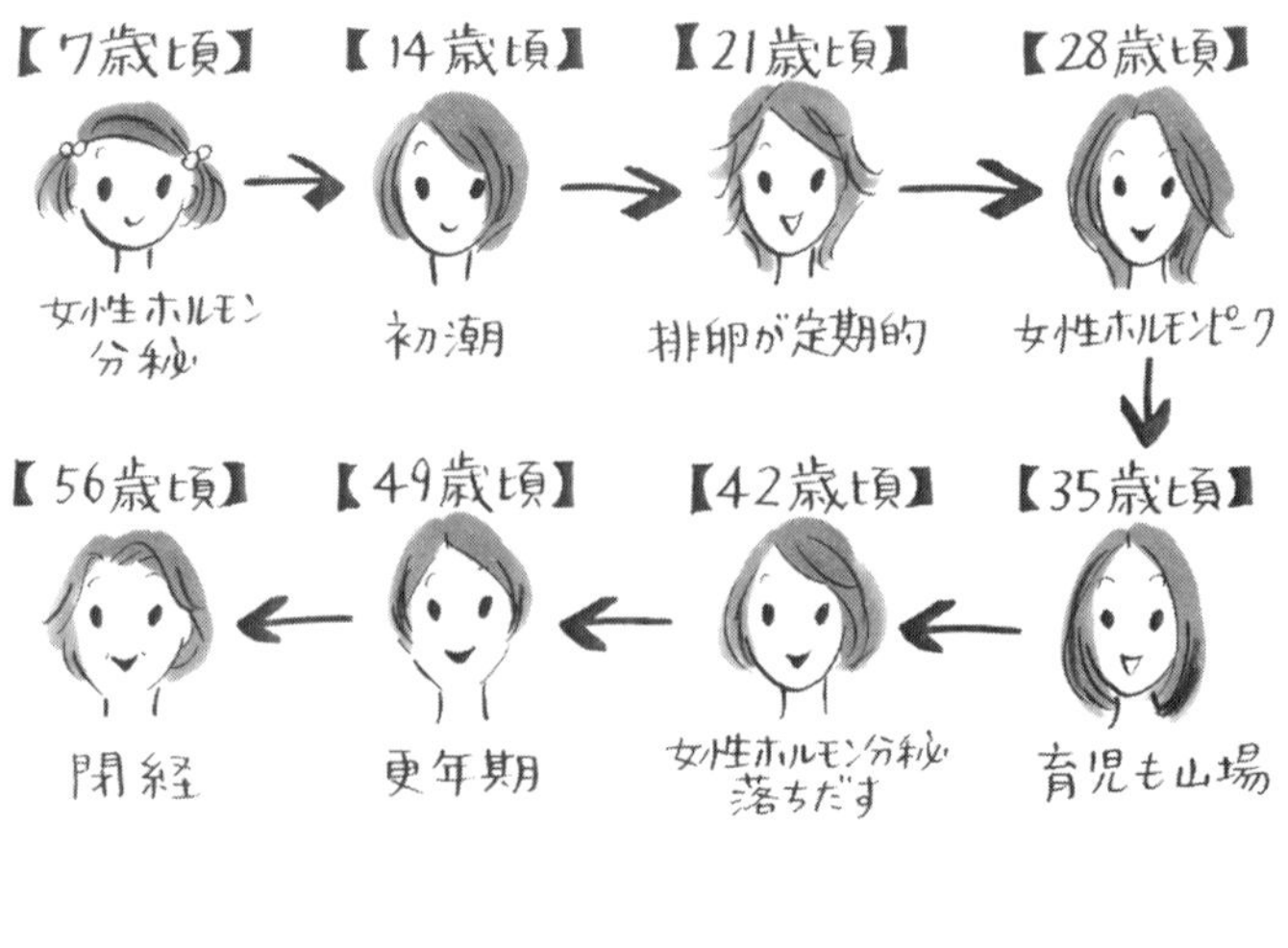

り、その1週間後には満月を迎え、さらに1週間後には半月（下弦の月）となり、その1週間後に新月を迎えるというように、月は7日単位で変化をしているのです。

音階は7音階、虹の色は七色、というように、月のリズムはさまざまなところで働いているようですが、これらと同様に人間の体も月の引力の変化を感じ、そのエネルギーと同調してホルモンの分泌をコントロールしているのでしょう。

女性の月経のメカニズムをコントロールしている指令センターが、脳下垂体の上にある視床下部です。この視床下部は月のリズムと共鳴し、ホルモンのリズムをつくりだしています。視床下部はまた、自律神経の中枢でもあり、ストレスの影響を受けやすい場所でもあります。そのため、過剰なストレスによって女性ホルモンはバランスを崩しやすく、生理不順などを起こしやすいのです。

女性に月に一度生理がやってくるのは、女性ホルモンの働きが順調に行われ、心身ともに健康である証といえます。

女性の心と体には周期律がある

生理で受胎の準備が水に流されると、女性の体は比較的落ち着きます。そして、月経から1週間が過ぎた頃に排卵期を迎えます。そのとき、胸が張ったり、体温が上がるなどの体の変化とともに、気持ちのうえでも変化が生じます。男性に対して好意的、肯定的になり、受け入れる気持ちが強くなります。そして、好きな人のすべてがよく思えたりしてきます。体が受精の準備をしているため、精神的にもそれを求めるようになるのです。

そして、排卵期を終えると、次の1週間は冷静になります。もはや異性を受け入れても受胎に結びつかないため、気持ちのうえでも異性に対して冷淡になり、拒否的な気分にさえなるのです。恋人がいても、相手の欠点がひどく気にさわったりといったことも。その傾向は生理の期間も続き、やがて落ち着きを取り戻していきます。

このように生理にともなうリズムによって、心身に変化が生じるのは不思議でもなんでもありません。月のリズムを意識して、自分の感情を観察してみると、その変化に納得できるはずです。

食事を整えると、月と生理のリズムが連動する

新月の頃に排卵し、満月の頃に生理がある、というのが本来の女性のリズムのようです。実際には、満月と新月の時期に生理をむかえる人が多いと報告されていて、ほかの時期に生理になることも多々あります。けれど、月の満ち欠けと生理周期が一致していると、体にストレスがなくなり、快適な状態を手に入れることができるのです。

体のサイクルは、食べ物を整えていくことで、徐々に月の満ち欠けに合わせられるようになっていくでしょう。その際、生理のリズムに合わせて、食事のしかたも変えていくことを心がけてください。

生理前の1週間は、体のなかが変化するいちばん不安定なとき。血液のなかに老廃物が排泄されるため、血液が汚れそれが原因で頭痛や肩こり、おなかの張り、イライラなどの月経前症候群の悩みが増える時期です。この時期の食事は、血液を汚す乳製品や動物性食品、甘いケーキや食品添加物の入った加工食品を控えて、穀物と野菜を中心としたあっさりした食べ物にするとよいでしょう。

料理は油で炒めたり揚げたりせずに、水を使った煮物やおひたしがおすすめです。すっぱい果物や梅肉エキス、クコの実（薬膳など

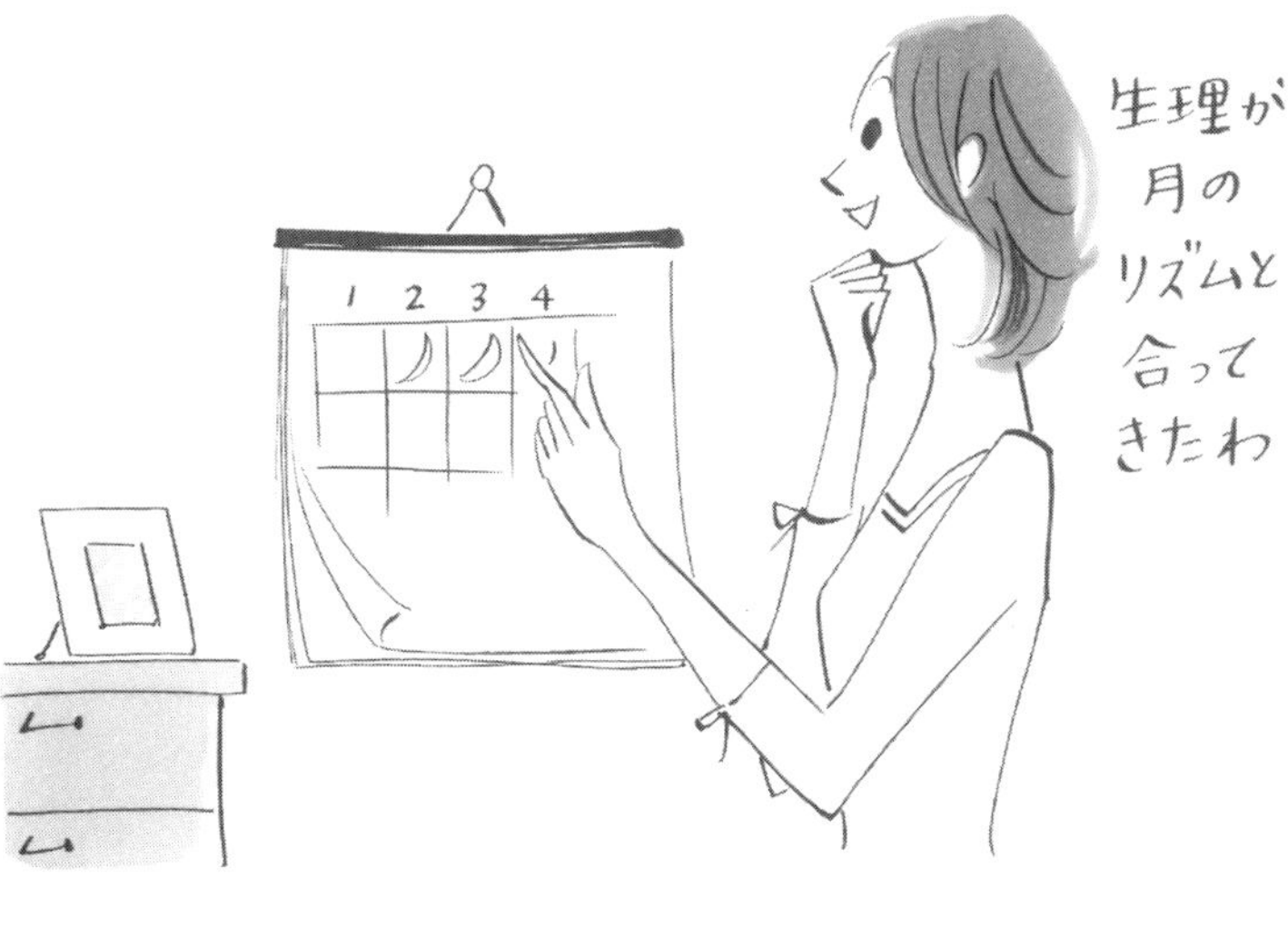

によく使われるドライフルーツ)、あんず、すももなどの酸味が強いものが、血液の浄化をしてくれます。穀物では、麦ごはんもよいでしょう。

生理中は体をなるべく温めてあげることで、体の毒素を生理の血液とともに吐き出すことができます。血液をかためる作用の強い卵やハム、ウインナーソーセージ、魚介類などの動物性食品全般を控え、味も薄味にします。しいたけ料理や大根料理全般、海藻料理、野草料理など、血液中の脂の浄化を担う食べ物がおすすめです。プチ断食に適するのも、この時期にあたります。

生理後から排卵前までは、新しいエネルギーをつくりだす準備の時期です。このとき、女性はいちばん輝いていています。心も体もリラックスできる時期なので、土の上で丸まってできる少し陽性な果菜類と葉菜類(かぼちゃ、キャベツ、白菜など)を食べるとよいでしょう。さらに、玄米や雑穀などの生命エネルギーの高い食べ物が必要となります。

また、排卵する時期にあたる頃は、体に最もエネルギーが必要なときです。土のなかに伸びていく根菜類を中心に食べるとよいでしょう。根菜類のもつ陽性な力(求心力)で、排卵が促されます。くずや自然薯《じねんじょ》、高麗人参などの、エネルギーの蓄積の多い食べ物もおすすめです。

この排卵のときにも、プチ断食をすると体に活力が生まれ、生命力の強い卵子を排卵することができます。

1日と15日はあずきごはんで不妊症や生理不順を改善

月を意識すると生理が整う

「我は海の子」という歌がありますが、血液のことを「血潮」というように、私たちの体内の体液は海に由来します。女性の生理の始まりは「初潮」といい、赤ちゃんの誕生する時期は「産み月」といいますね。「ウミ」という言霊は、「海」と同じ語源なのです。

赤ちゃんが十月十日《とつきとおか》の間育つ、お母さんのおなかのなかの羊水は、太古の海水の成分とほぼ同じといわれています。海には、月と同調する潮の「満ち引き」がありますが、私たちの体のなかにも海という要素があり、月のリズムと呼応するものがあるということです。

月を意識すると、脳下垂体の視床下部にあるホルモン分泌のスイッチが入りやすくなります。「今日は新月だ」「今日は満月だ」と意識して、月を感じるだけでよいのです。旧暦などの月のカレンダーや旧暦手帳を使うと、意識しやすいでしょう。

私のまわりにも、旧暦カレンダーを使い始めてから生理周期が整ったとか、不妊症が治ったという人が多く見受けられます。これは、前述の女性ホルモンの分泌のスイッチが入りやすくなり、分泌のリズムが正常化し、改善に向かったというわけです。

月をながめると「幸せホルモン」が出る

満月の日に月明かりを浴びると、さらホルモンバランスが整いやすくなります。夜になり、太陽が沈むことによって体内に増えてくるのがメラトニンというホルモン。メラトニンは、脳のなかの松果体で作られるホルモンです。このメラトニンが血液中に放出されると、脳の温度が下がって睡眠が誘発されるのです。

生命力は夜つくられるといわれますが、睡眠中に内臓は修復され、皮膚は若返ります。それは、メラトニンに老化を引き起こす活性酸素を除去する働きがあるからです。夜のあいだにメラトニンがしっかりと分泌されれば、昼間の活動でたまった汚れやサビが浄化されやすくなるのです。

夜に仕事をしている人は、早く老けやすいといわれますが、確かに徹夜をすると、肌もツヤがなくなり、体も元気がなくなります。それは、夜に仕事をすると、メラトニンの分泌が減ってしまうからです。

メラトニンは、気持ちを前向きにする「幸せホルモン」とも呼ばれています。夜、月を感じたり見たりすることで、このメラトニンの分泌がよくなり、自律神経のバランスがととのうのです。

生理中や、月が欠けていく時期に掃除を

生理は「整理」に通じると昔からいわれてきました。妊娠中に掃除や整理整頓をこまめにすると、羊水がきれいになるとも言い伝えられています。掃除はいつしても気持ちのいいものですが、月のリズムで浄化の時期に合わせて、とくに意識して掃除をすると、生理不順が改善されやすくなります。

生理期間中や、満月から新月にかけて欠けていく月のリズムで掃除を心がけると、子宮から生理の血液と一緒に、それまでに体に取り込まれたさまざまな化学物質が排泄されやすくなります。その結果、子宮内膜症や子宮筋腫など、血液の流れが悪くなって起きた炎症や、老廃物がたまったことによって引き起こされる病気を予防することができるのです。

欠けていく月の時期というのは、旧暦でいうと月の後半になるので、旧暦カレンダーで確かめて、「さあ、やろう！」と掃除を始めるのがいいでしょう。

旧暦の正式名は「太陰太陽暦」といいます。闇の夜の世界を支配する陰性な月と、昼の光の世界を支配する陽性な太陽が陰陽合体したのが旧暦なのです。それに対して太陽のリズムだけを取り込んだカレンダーを「太陽暦（グレゴリオ暦）」といいます。

現代社会ではこの太陽暦を使っている国が多いのですが、目に見える物質（陽）の追求という欲望追求型社会を生んだのは、もしかしたら光の世界だけを扱う太陽暦のせいかもしれません。

ところが旧暦を使い始めると、月の陰の力が働くため、目に見えない精神世界（陰）の存在に気づくことができるようになります。目に見えないイノチや愛や友情、まごころや感謝や感動などが、人間を人間らしくしてくれる大切なものであると気づかせてくれるのです。

物質文明といわれる欧米化した現代社会が、男

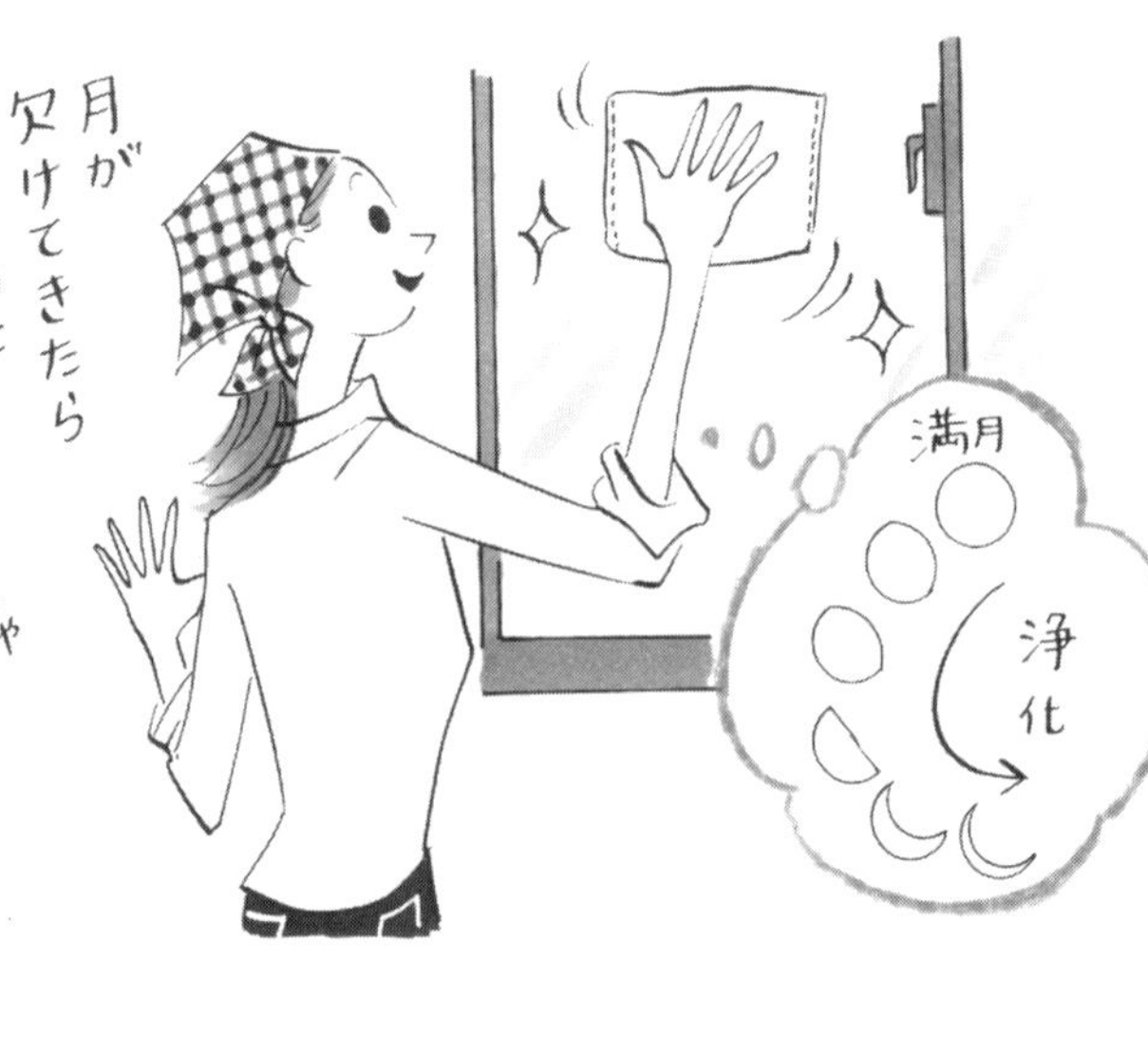
月が欠けてきたらていねいにお掃除しなくちゃ
満月
浄化

性を中心とした競争や闘争によって勝ち抜く世界だとすると、直感文化といわれる東洋社会は女性を中心とした育む社会、すべてを受け入れる社会です。競争や戦いではなく、助け合う、共存、共栄、反差別の「結びの社会」です。

そんな東洋的な価値観に気づかせてくれるのも、月のリズムが入っている旧暦の役割なのです。

月とともに暮らすと、偶然の一致が増えてくる

月のリズムで生活を始めると、ひらめきやシンクロニシティが増えていきます。シンクロニシティは、略してシンクロといわれることが多いのですが、これはユングによって提唱された概念で、日本語訳では共時性といわれます。偶然の一致ともいいますが、思っていたことがすぐに現実化することをいいます。

相手のことを思い浮かべた瞬間に、その相手から電話がかかってくるとか、探し求めていたものがすぐそこにあったとかということはありませんか。

シンクロは、私たちが何かの目的に向かって一生懸命生きているときや、心の底から強く欲するものを思い描いているときに、より頻繁に起こるもののようです。シンクロを通じて、生きる方向性や思いの方向性がまちがっていないことに気づかせてくれる、宇宙からのメッ

セージととらえるとよいかもしれません。

ひらめきやシンクロは、目に見えないエネルギーとの波動共鳴現象ととらえるとよいでしょう。

自然な食べ物で、ひらめきやシンクロが起こりやすくなる

どうしてよいかわからなくなったり、思い悩んで行動できなくなってしまったり、いわば情報処理能力をなくしたときに、それを解決するヒントや解決法が宇宙からもたらされます。これがひらめきであったり、シンクロだったりするのです。

ストレスとは情報処理能力が低下し、処理が追いつかなくなった状態ととらえることができますが、恨みや憎しみなども、処理しきれなかった負の遺産です。情報処理能力のことを生命力と呼んでもよく、処理能力が高まると、恨みなどのマイナスのエネルギーを水に流すことができるようになります。

では、そのようなひらめきやシンクロが起こりやすい情報処理能力（＝生命力）の高い体に進化させるには、具体的にはどうしたらよいのでしょう。それは、生命エネルギーの高い食べ物を食べるということです。

自然栽培で作られた食べ物には、太陽や月、星、雨、風、お百姓さんのまごころなどのイ

ノチを育むための大量の情報が組み込まれています。そうした天地のエネルギーをふんだんに含んだ食べ物を食べていくうちに、ひらめきやシンクロという情報処理能力が開発されるのです。

自然な食べものには、その環境の情報がすべて入力されているので、その土地の食べものを食べれば、その土地の情報がすべて手に入ります。その土地のもの、季節のものを食べるということは、その土地で元気に生きるための情報処理能力を高めることになるのです。

ひらめきやシンクロは、満月と新月を感じると増える

珪素《けいそ》をもとにして作られた樹脂状の化合物が、シリコンです。このシリコンが、半導体としてパソコンのメモリーチップの基盤を形作っています。シリコンは松かさ状に結晶することがわかっていますが、「第三の目」といわれる人間の眉間のところにも、同じような形をした松果体という磁気センサーに相当する器官があります。

松果体もこの珪素が集まって、ひらめきやシンクロという宇宙からの情報を受け取ることで、生命力という情報処理能力を高めてくれているのです。米ぬかを構成する元素も、また珪素です。米ぬかを含む玄米を食べることで、珪素を松果体に送り込み、脳のメモリーチップ量を増やし、情報処理するスピードを格段に上げることができます。

この松果体からメラトニンなどの、体を癒すホルモンが分泌されるのですが、満月や新月の日に月を感じることで、松果体が刺激され、ひらめきやシンクロが起こりやすくなるのです。月を眺めながらゆっくり過ごすことが、生命エネルギーを高め、ストレスをためずにイキイキと生活する秘訣であることを昔の人は知っていて、お月見をしていたのでしょう。

筑波大学名誉教授の村上和雄氏は、「科学も昼間のサイエンスと夜のサイエンスがある」といっていますが、知性と理性を使う客観性の科学を「デイサイエンス（昼の科学）」とし、直感やインスピレーションを使う主体性の科学を「ナイトサイエンス（夜の科学）」と呼んでいます。大発見や新理論はこのナイトサイエンスから生まれることが多いそうですが、夜の月の陰の気を受けることで、すばらしい発想がひらめくということなのでしょう。

あずきは婦人病と腎臓病の妙薬

今、あずきや大豆などの豆類のなかに多く含まれる、イソフラボンという成分が注目を浴びています。イソフラボンは植物性エストロゲンとも呼ばれ、女性ホルモンと似たような働きをすることがわかっています。

女性ホルモンの減少から起こるのが、更年期障害や骨粗しょう症、認知症や不妊症の一部、生理不順などの婦人科系のトラブルです。これらの病気には、女性ホルモンを増やす薬が病院で処方されます。反対に女性ホルモンの過剰からくる病気が、乳がんや子宮がん、卵巣がんなどのホルモンに関係するがんです。それらには、女性ホルモンを抑制する薬が、抗がん剤として用いられます。

ところが、女性ホルモンを増やす薬を使うと婦人科系のがんが増え、女性ホルモンを減らす薬を用いると更年期などの症状が出てくるのです。これが薬の副作用であり、問題点なのです。

イソフラボンのおもしろいのは、女性ホルモンの減少する病気には、これを増やし、女性ホルモンの過剰からくる病気には、これを減らす方向に働く点です。イソフラボンは、女性ホルモンのバランス調整機能をもっているということです。こんな調整機能つきの医薬品はないのです。

イソフラボンを含む豆のなかでも婦人科系の

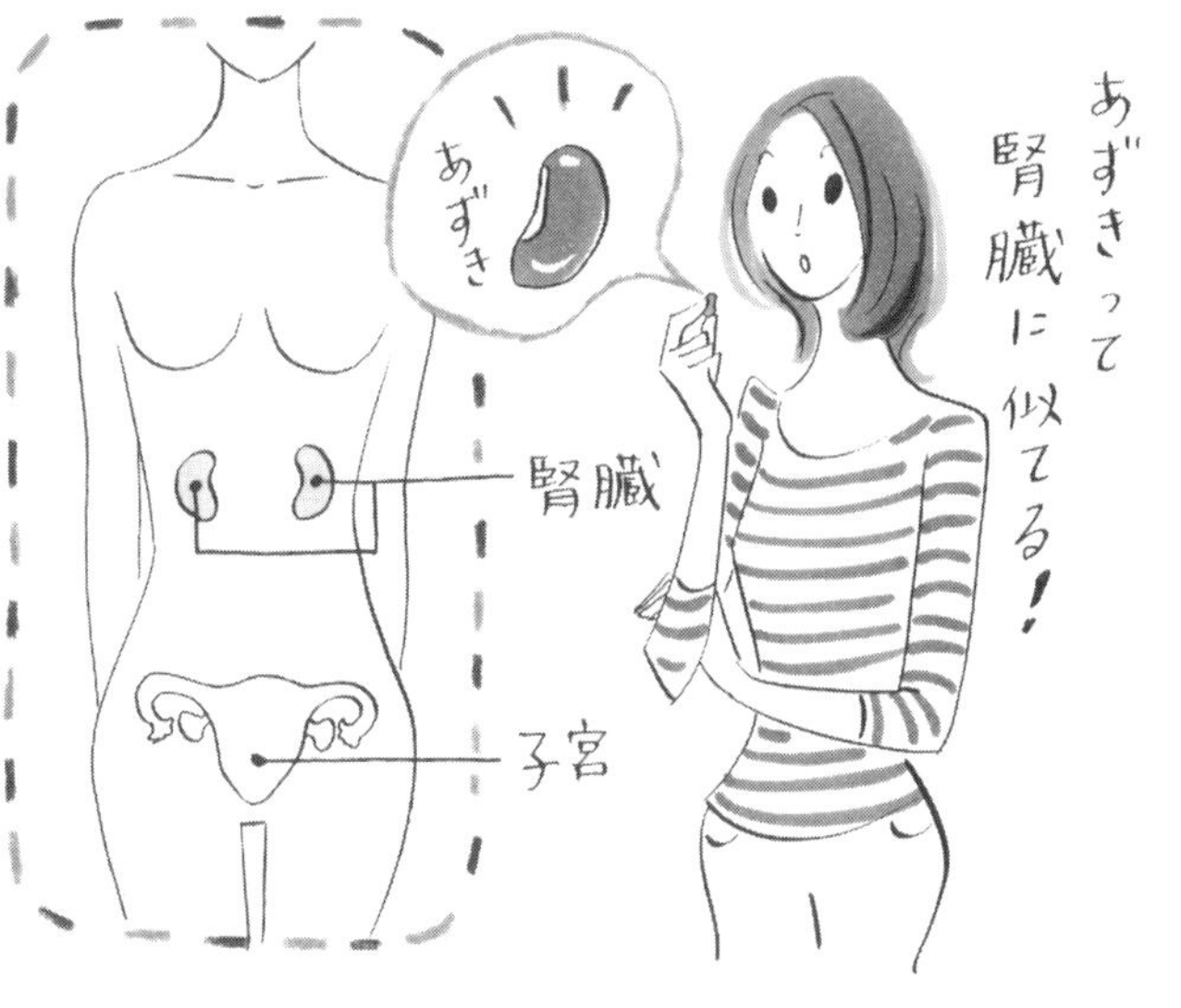

病気と共鳴し、改善する力が最も高い食べ物があずきです。体のなかで内分泌を司る腎臓と似た形をしたのが豆類ですが、あずきは豆類のなかではいちばん陽性な豆です。

小粒で油分（陰性）よりもデンプン質（陽性）が多く、色も赤色（陽性な色）で、体を冷やしません。冷えや油に弱い臓器である腎臓に、ピッタリの食べ物なのです。しかも腎臓のホルモン代謝に必要な、ビタミンCの原料であるプロビタミンCや亜鉛、良質のタンパク質を豊富に含みます。まさに腎臓病や婦人病の妙薬が、あずきなのです。

婦人科系のトラブルには新月と満月のあずきごはんがおすすめ

昭和初期までは、毎月1日と15日に、あずきごはんを食べる風習があったそうです。昔の人は内分泌の中心である腎臓がホルモン生産のためにもっともエネルギーを消耗する新月と満月の日に、腎臓をいたわる目的であずきを食べてきたのです。この習慣は今でも京都などに残っています。また、旧暦の1月15日は小正月といって、お正月にあわただしく動きまわる主婦が骨休めをする日でした。そしてこの日には、あずきがゆを食べる習慣がありました（この習慣は、現在新暦の1月15日に行われていますが）。

腎臓は、成長や発育、生殖などの働きを支配しています。生理が始まったときや、成人式をむかえたときには、赤飯を炊いて祝う風習がありましたが、昔から成長や発育の節目に赤飯を炊いてきたのには意味があるのです。

新月と満月にあずきごはんやあずきがゆ、いとこ煮と呼ばれるあずきかぼちゃ（44ページを参照）やあずき昆布（44ページを参照）などの料理を食べると、婦人科系のトラブル全般が改善されます。とくに不妊症や生理不順などで悩んでいる人には、新月と満月の日のあずきごはんがおすすめです。

黒ごまにもホルモンバランスを整える働きがあるので、ごま塩（46ページを参照）をかけて食べてください。直観力の強化には玄米あずきごはん（45ページを参照）や玄米あずきがゆ（45ページを参照）など、玄米とあずきの組み合わせがベストです。

月のリズムに合わせたあずきごはんで、身も心も美しくなりましょう。

少食、素食、断食が不妊症を改善

不妊症にあずきごはんがいいと書きましたが、今、不妊症の人は、日本に30万人もいるといわれています。出生率が年々低下するなかで、このままいくと日本の人口が今後50年で半分になるという予測もあります。しかも、その大半を高齢者が占めるという超高齢化社会の出現です。高齢者を支える若い世代が少なくなるということは、税負担が増え、社会全体が活力をなくしていくことにもなりかねません。

では、不妊症が増えた原因とは、いったいなんでしょう。なんでも豊かに食べられる先進国では出生率が低下し、飢えと貧困に苦しむ発展途上国で人口爆発が起きています。この食生活の違いが、どうも出生率に影響を与えているようです。

食うに食えないという状況になると、人間は子種を残そうという力が働くので、子孫繁栄のための生殖活動のほうに、主にエネルギーが注がれます。また、少食になると、食べ物の分解に使われていたエネルギーが、子づくりのほうにまわされるのです。

肉食動物と草食動物を比べると、肉食動物は子どもが少なく、草食動物は子どもをたくさん産む傾向にあります。人間も同じで、穀物菜食をしている人ほど子どもが生まれ、動物性食品中心の欧米化した食事をしている人では、子どもが生まれにくいということになります。

ですから、不妊症の対策に必要なのは、まず食生活を穀物や野菜中心の和食に変えること、また、少食や素食、ときどきの断食で、少し体に負荷をかけてあげるということです。

新月と満月の断食で子宝が授かりやすくなる

トマトをおいしくする栽培法にスパルタ式という方法があり、枯れる寸前まで水をあげずに育てます。このような過酷な状態をつくることで、根がしっかりと大地のなかに伸びていき、甘みたっぷりの、身の詰まった生命力の高いトマトができるのです。

芝を張るときも、張ってからすぐに水をまくと根づかないのです。芝が枯れる寸前まで水をあげないでいると、水を求めて根が張るので、根づきやすくなるのです。

稲も、水を田んぼに張ったままでは根腐れが起こりやすくなります。大地が腐敗しやすい「土用」(古代中国の宇宙観・陰陽五行でいう季節の変わり目。詳しくは166ページを参照)の時期に、田んぼの水を落としてひびが入るくらいまでかわかす土用干しにするのです。そうすると、稲は水を求めて根をしっかり張るようになります。台風が来ても倒れにくい、丈夫な稲に育つのです。

人間も同様に、ときどき断食状態にしてあげると、食べ物を吸収しようとします。すると腸の絨毛《じゅうもう》という根がしっかりと張り、消化吸収力がよくなって、生命力が上がるのです。さらに、ホルモンの分泌が盛んになり、生命エネルギーが活性化する新月と満月の日に断食をすると、生命エネルギーが生殖活動のほうに主に流れるため、子宝を授かりやすくなります。

環境ホルモンの影響による不妊症も増えてきていますが、環境ホルモンは生殖器に蓄積し、精子の減少や性器の萎縮、インポテンツなど、オスのメス化現象を引き起こすといわれています。不妊症は女性だけの問題ではなく、男性にも原因があるということです。

月には水のなかに溶け込んだ化学物質の浄化という働きもあるので、夫婦で満月の光を浴びたり、月のリズムでプチ断食をしたりすると、環境ホルモンが浄化され、不妊症も改善されていくでしょう。

1カップは200mℓ、
大さじ1は15mℓ、
小さじ1は5mℓです。

あずきかぼちゃ

●材料（5人分）

あずき………1カップ
だし昆布………10cm角
かぼちゃ………150g
水………3カップ＋適量（差し水分）
自然塩………小さじ1

●作り方

1　あずきは洗ってザルにあげ、水気をきっておく。昆布は1cm角に、かぼちゃは一口大に切る。

2　鍋（あれば、土鍋）にあずきと昆布、3カップの水を入れ、ふたをしないで強火（土鍋なら中火）にかける。沸騰したら弱火にし、水分が少なくなったら、差し水をしながらあずきが柔らかくなるまで煮る。

3　**2**に塩を加え、あずきのうまみが出たらかぼちゃを加え、かぼちゃが柔らかくなるまで煮る。再度味をみて、塩気がたりなければ塩を足して、味を調える。

あずき昆布

●材料（5人分）

あずき………1カップ
昆布………10cm角
水………3カップ＋適量（差し水分）
自然塩………小さじ½～1

●作り方

1　あずきは洗ってザルにあげ、水気をきっておく。昆布は1cm角に切っておく。

2　鍋（あれば、土鍋）にあずきと昆布、3カップの水を入れ、ふたをしないで強火（土鍋なら中火）にかける。沸騰したら弱火にし、水分が少なくなったら、差し水をしながらあずきが柔らかくなるまで煮る。

3　**2**に塩を加え、塩かど（舌に鋭い塩味）がとれて、まろやかになるまでしばらく煮る。

玄米あずきがゆ

●材料（5人分）

玄米………1カップ

あずき………1/4カップ

自然塩………少々

水………5カップ

●作り方

1 玄米とあずきは別々に洗ってザルにあげ、水気をきっておく。

2 圧力鍋に**1**の玄米とあずき、塩、水を入れて強火にかける。圧力がしっかりかかったら、弱火にして40〜50分炊き、火を消す。

3 圧力が自然に抜けたらふたをとり、粘りが出ないよう、しゃもじで混ぜ合わせ、再度火にかけて塩を加え、味を調える。

＊家族で食べるときは、子どもや高齢者など、塩気が少なくてよい人に合わせて薄味にし、ほかの人はごま塩（46ページを参照）やてっかみそ（根菜とみそで作ったふりかけ風のもの。自然食品店で購入可）で塩気を調整するとよい。

＊炊く量が圧力鍋の容量の1/2量より多くなる場合は、水の分量を減らして炊き、**3**で再度火にかけるときに、減らした水を熱湯にしてたす。

玄米あずきごはん

●材料（5人分）

玄米………2 1/2カップ

あずき………1/4カップ（玄米の約10％）

自然塩………小さじ1

水………3 3/4カップ

●作り方

1 玄米とあずきは別々に洗ってザルにあげ、水気をきっておく。

2 圧力鍋に玄米とあずき、塩、水を入れて強火にかける。圧力がしっかりかかったらそのまま1分間ほど炊き、その後弱火にして25〜30分炊く。

3 火を消して、15分蒸らす。

ごま塩

●材料（基本分量）

黒ごま（洗いごま）………大さじ 8

自然塩………大さじ 2

＊子どもや高齢者向けには、黒ごま大さじ10、自然塩大さじ 1 にする。

●作り方

1　厚手の鍋かフライパンに塩を入れて中火にかけ、少し色がつくくらいまでいる。

2　**1**をすり鉢に入れ、すりこぎでパウダー状になるまで、両手で力を入れてする。

3　黒ごまは、**2**であいた鍋（フライパン）に重ならないように少量ずつ広げ、まんべんなくいる。よい香りがして、食べてピーナッツのような味がするくらいまでよくいる。

4　**2**に**3**を加え、ごまから油が出ないように、片手で力を入れないように注意しながらすり、ごまの粒がなくなるまですり混ぜる。

＊基本分量とは、作りやすい分量のこと。必要に応じて、倍で作ったり半分で作ったりするとよい。

レシピ提供／正食料理講師　角屋敷まり子

第2章

新月と満月の夜は「甘酒断食」日和《びより》

新月と満月の夜は夕食抜きの塩浴でデトックス

浄化の新月、吸収の満月にプチ断食しよう

新月の日は、体の「浄化」や「解毒」などに最適の日です。この日にタバコやコーヒー、甘いもの、アルコールなどをやめると、禁断症状があまり強く出ないので、嗜好品《しこう》を絶つにはピッタリです。

また、新月に何も食べずにいると、体は毒素を分解して、外に出す力がもっとも高まっているため、普段の日よりも病気の予防をしやすくなります。だから新月にプチ断食をすると、解毒力が増し、血管の洗浄力が高まるのです。それは、汗となって汚れが発散され、呼吸で毒素が揮発して、体の浄化のスピードが加速されるからです。

一方満月の日は、体が食品添加物や農薬、有害重金属などまでなんでも吸収するので、食

べ物の質を吟味して食べる必要があります。また、何を食べても吸収してしまうので、食べたら太るこの日からダイエットを始めると、とても効果的なのです。

水分が組織に吸収されやすい日なので、結合組織が柔らかになるのもこの時期です。そのため、手術のあとの経過はあまりよくありません。後遺症や副作用が出やすいときなので、ワクチンの摂取も満月の3日前から避けるほうがよいでしょう

吸収力の増す満月の日にプチ断食をすると、ダイエット効果が上がるのですが、このときに栄養価や薬効の高いものを飲みながらプチ断食をすると、その栄養成分や薬効成分の吸収がよくなります。それにより新陳代謝能力が増して、体のつくり替えがスムーズに行われます。

新月と満月の日のプチ断食は、月のエネルギーと共鳴することで、解毒力や体をつくり替える力が、それ以外の日の倍以上の効果を発揮するのです。

昼は消化器が、夜は肝臓・腎臓が働く

よく「食事を抜くなら朝食がよい」といわれますが、私は朝食よりも夕食抜きのほうが体によいと思っています。それは、体内のメカニズムを見るとわかります。

昼間、太陽（陽性）の出ているときに元気に働くのは、中が空っぽ（陰性）の胃腸などの

です。

消化器（腑）です。反対に太陽が沈んだあとの月の支配する夜（陰性）に主として働くのが、中身の詰まった（陽性な）腎臓や肝臓などの臓器（臓）なのです。

ですから、昼間、太陽の出ている間に食事をすると、胃腸が活発に働くので、消化吸収力がよくなり、活力が体にみなぎります。昔の人は、そのことを知っていて、まだ明るいうちに夕食をすませたのです。

朝、食事を抜くと、血糖値が上がりきらず、脳にも栄養が届きにくくなるため、思考力が低下したり、やる気が出なかったりします。朝食をとらずに、夜にたくさん食事を食べたりすると、胃腸は疲れきってしまうでしょう。

とくに、夜9時以降に夕食を食べると、胃腸は眠ってしまった状態であるので、消化が十分行われず、胃腸に食べ物が残ったまま朝をむかえることになります。そうなると、朝の目覚めが悪くなり、体も疲

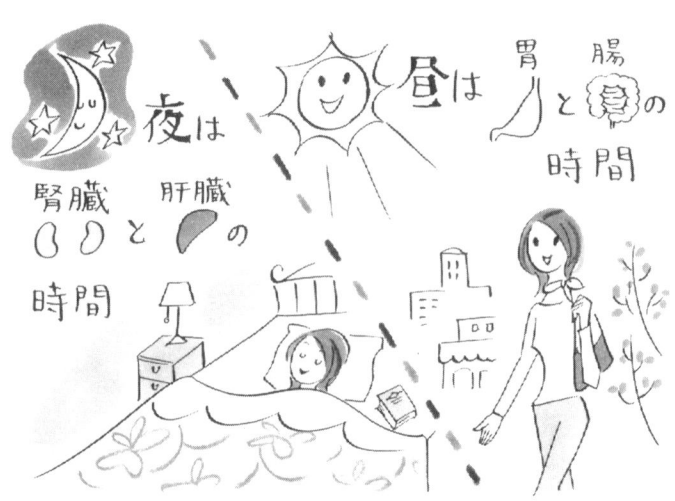

れがとれず、きついとかだるいといった症状が出やすくなります。

胃腸が休む夜に食事を抜くのが効果的

夕食を早めにすませたり、夕食を抜いたりすると、消化によって発生した活性酸素などの老廃物（酸化物）の処理をする肝臓や腎臓の働きがよくなります。

夜食べすぎるということは、一晩中、体内で酸化物が発生し続けることになるので、浄化にあたる臓器は疲れきってしまうのです。

夜食べすぎて、翌朝、胃がむかむかしたり、胃がもたれたりした経験はありませんか。また、なんとなく体が重く感じたことはありませんか。夜遅くに食べると、胃に消化できなかった食べ物が残っているので、そんなときは朝食を抜く必要があります。

朝食抜きが必要なのは、夕食を食べすぎたり、夜遅くに食べるという人の場合なのです。

夕食を抜くと、朝の目覚めがよいのにビックリします。朝6時には目が覚めて、スッとふとんから抜け出し、勉強や仕事の準備にとりかかることができます。また、頭がスッキリするので、インスピレーションやひらめきなどの直観力がさえてきます。

ですから、創造力を必要とする発明家やアーティストにとっては、夕食抜きが、すばらしい発明や芸術作品を生みだす原動力になるかもしれません。

夕食をときどき抜くと、血液がきれいに浄化されるので、臓器や末梢の細胞に酸素や栄養をタップリ含んだきれいな血液が供給されます。そして細胞が元気になると、顔のツヤがよくなり、肌にうるおいが戻ってきます。

若返りの秘訣が、ときどきの夕食抜きの生活にあったのです。

年間24食抜けば、8日間の断食効果がある

どんな人にもおすすめしたいのが、新月と満月の日に夕食を抜くやり方です。月のエネルギーの高まるこのような日に夕食を抜くと、浄化の力が高まるので、何よりも効果的なのです。たった月2回の夕食抜きでも、「チリも積もれば山となる」で、年間で24食、合計8日間の断食をしたことになります。

長崎ペンギン水族館に、かつて世界一長寿のペンギンがいました。ペンギンの平均寿命は20年くらいなのですが、そのペンギンは、なんと平均寿命の倍、39年も生きたそうです。人間にたとえると、百歳をはるかに超えていることになります。

不思議に思った学者が調査に訪れたときに、飼育係に何か飼い方の違いがあるのか聞いてみると、そのペンギンだけは、週に1日だけエサを与えない日を設けていたそうなのです。たったそれだけの違いで、寿命が倍になったのです。すごいと思いませんか。

夕食抜きで体の内側から輝いてくる

断食をすると、何より肌がきれいになるのがわかります。シミが薄くなったり、シワが減ったり、顔のツヤがよくなって、血色のよい健康的な皮膚の状態に改善されます。

その人の生命力の強弱は、じつは顔のツヤでわかるのです。私は普段は玄米食をしているので、玄米を買うときにどこを見て選ぶかというと、玄米の表皮のツヤなのです。表皮に光沢のある玄米は、おいしいのです。

白米の場合は、炊き比べると、新米と古米の違いがすぐにわかります。新米は炊くとごはんに透明感があり、光っていませんか。ところが古米の場合は、炊くと透明感がなくなって白っぽくなり、光沢もありません。あずきでも大豆でも、おいしいものは表皮のツヤが違うのです。

イカ刺しも鮮度がよいと透明感があり、光っています。お刺身も鮮度のよいものは光沢がありますよね。料理だって、上手にできたときは光り輝いています。

果物でもおいしいものは、果物が分泌する天然ワックス成分で表皮がキラキラ光っています。業者はそれを逆手にとって、鮮度の悪いものにワックスをかけて、おいしく見せようとするのですが……。女性も一緒です。ちょっとお肌がくすんでくると、ワックスをかけてきれいに見せようとします。これを化粧といいます。字のごとく化けるのですね。

でも本当に大事なのは、外から補うのではなくて、内からうるおい成分を分泌させてみずから輝くことなのです。

夕食抜きの効果は、まさに内から光り輝くということなのです。「継続は力なり」で、コツコツと積み上げることが、効果を上げるコツです。焦らずにやり続けてください。内分泌物質であるホルモンの分泌が最も増える新月と満月の日の夕食抜きは、そうでない日の倍以上の若返り効果が期待できます。

「百聞は一見にしかず」ですから、ぜひプチ断食の効果を体験してみてください。食事を抜くことの心地よさを、きっと実感できますよ。

月に2食の断食1年間で、3歳若返る

「3日間断食すると、血管年齢は1歳若返る」といわれているので、8日間では約3歳若返ることになります。これを10年間やり続けると、なんと30歳も若返る計算になりますね。お友だちや親戚から、「どちらさまですか」と聞かれる日が来るかもしれません。

続けて3日間のプチ断食を行うと、心身の改善効果は抜群になります。とくに、宿便という血管や腸壁に滞ったヘドロ状の老廃物を排泄するのに、3日間のプチ断食は何よりも効果があります。3日間のプチ断食中には、森林浴をしながらウォーキングをしたり、ヨーガをし

たりして、リンパ液の流れをよくしながら断食を行うことで、さらに若返り効果が増します。

また、断食期間中にマクロビオティックのしょうが湿布（72ページを参照）をおなかに当てる手当て法を実践すると、腸にとどこおった老廃物の排泄がさらにスムーズになります。

指導者のもとでの3日断食がおすすめ

私は、鹿児島県の屋久島や霧島、大分県の湯布院、熊本県の小国町、沖縄の北部（ヤンバル）の原生林、福島県の奥会津などのエネルギーの高いスポットで、ときどき2泊3日の断食セミナーを開催していますので、3日間のプチ断食を体験したい人におすすめです（60ページの「月のリズムのプチ断食合宿レポート」を参照）。

一人ではなかなか難しい3日断食も、合宿なら参加者みんなで楽しく実践できます。「同じ釜のめしを食う」という表現がありますが、寝食をともにすると親しみがわきやすくなります。断食なので、ごはんは食べませんが、同じ釜のおかゆをすすったり、甘酒を飲むだけでも親しくなれます。ふれあいが生まれます。

これからの時代はお金もうけよりも人もうけです。いざというときに救いの手をさし伸べてくれるのは、モノではなく人なのです。断食でおなかのなかの細菌のバランスが整うと、お互いに気心が通じ合えて、仲間意識が生まれます。いざというときに助け合える、支え合える、分かち合えるすてきな仲間づくりの場が、断食セミナーでもあるのです。

続けて3日間のプチ断食をする場合は、必ず専門的な指導者のもとで行ってください。ときどき低血糖の状態を引き起こして倒れる人がいるのです。とくに、普段から甘い菓子や菓子パン、清涼飲料水を過剰に食べたり飲んだりしている人が要注意です。低血糖状態になると、頭痛がしたり、体が冷たくなったり、吐き気がしたり、目がグルグルまわって立っていられなくなります。

また、貧血を起こして顔面蒼白《そうはく》になり、呼吸が苦しくなったりもします。

発酵食品である甘酒から糖分が供給される甘酒断食の場合は、ブドウ糖が効率よく体内に供給されるので、そのような症状を起こす心配がなくなります。また、半年以上発酵さ

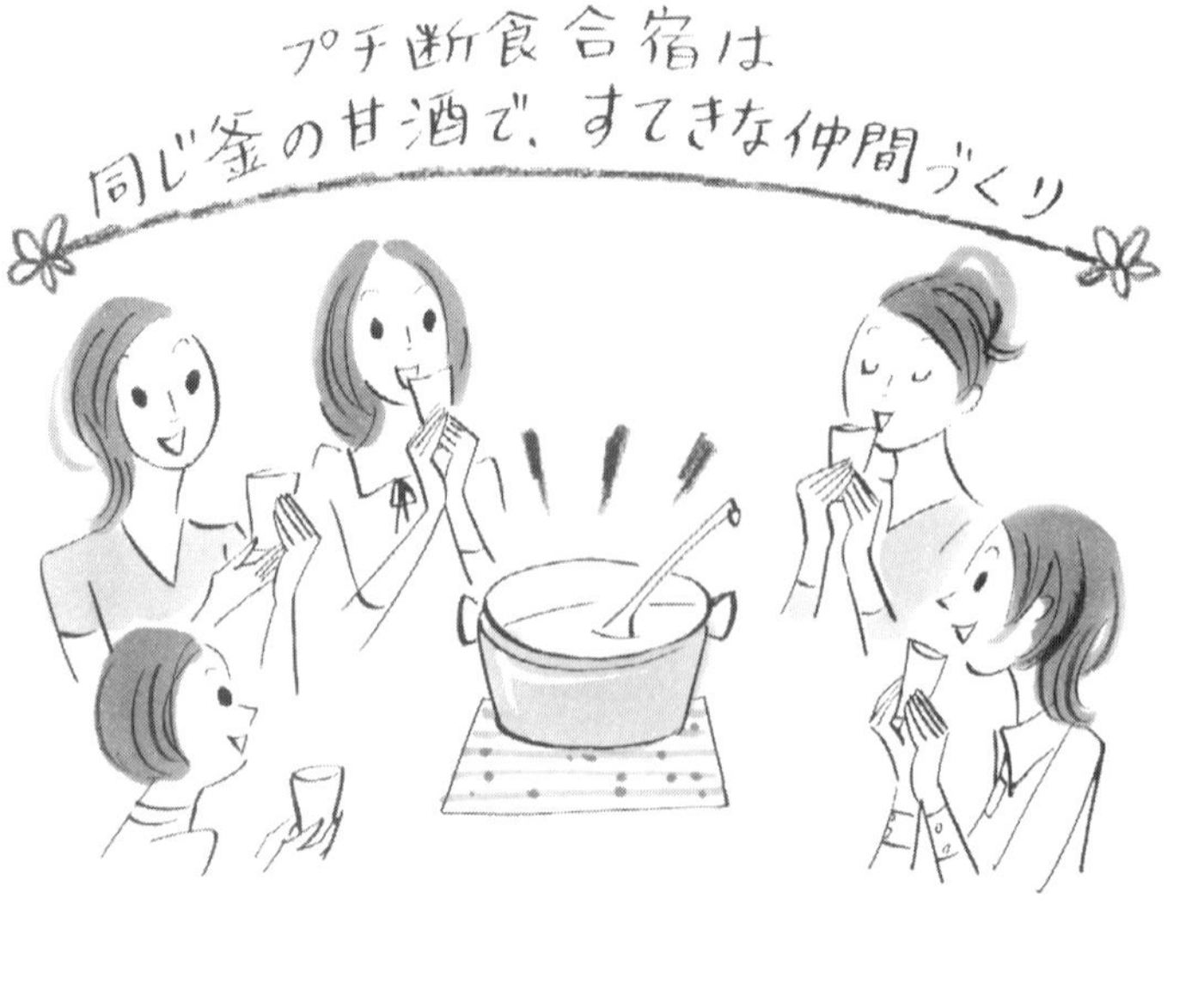
プチ断食合宿は
同じ釜の甘酒で、すてきな仲間づくり

せた50〜60種類の野草や野菜、穀物、果物が原料で作られた酵素飲料を使って3日間のプチ断食を行うのもよいでしょう（酵素飲料については、61ページを参照）。

この場合も、一日の必要量がありますので、指導者のアドバイスを受けながら断食を行うようにしてください。

新月と満月の日の塩浴でデトックス効果が上がる

新月と満月の日の夜に塩を入れたお風呂に入ると、さらにデトックス効果が上がります。月のエネルギーは水と共鳴し、水のなかに情報として取り込まれるのです。月の情報には、浄化の情報が多いようです。ホルモンと共鳴し、内分泌の流れをよくする情報も月の情報ですが、月の引力が水を介して人間にもっとも働きかけてくれる日が、新月と満月なのです。

月の引力のおかげで、海が引っ張られる結果、干潮と満潮という干満の差が生じます。その引力によって、海には海流が生じ、波が浜に打ち寄せるのです。月のおかげで地球規模の水の循環がなされているといってもよいでしょう。

その水の大部分を海が占めます。その海水を煮詰めることによって作られた自然塩にもまた、月の情報が含まれていると見てまちがいないでしょう。ですから、水にも塩にも、浄化の力があるのです。神社でも、禊《みそぎ》（心身を洗い清める行為）にはよく水と塩が用いられます。

新月と満月の日では、毒素の出方に違いがあります。地球の裏側から引力を受ける新月には、足・腰など体の下部のほうから毒素を吐き出しやすくなります。尿や便、月経血からの排泄機能が高まるのです。

反対に頭の上に月がくる満月の日は、肩や首、頭など、上部から引力によって毒素が引き出されます。発汗や呼気を通じて、汚れが排泄されやすくなるのです。

そういった日に、海水から作られた自然な塩をお風呂に入れて入浴すると、月の引力と水、塩の浄化作用によって、皮膚からダイレクトに体内毒素が引き出されるのです。

1％の塩浴が体内毒素を排出する

塩の量は、お風呂の湯の1％くらいが目安です。100リットルに対して約1kgです。PCBや有機水銀、鉛などの有害重金属や化学物質は脂分に溶けて濃縮し、蓄積する性質があります。ですから皮膚の汗腺に目詰まりした脂を溶かすことで、皮脂にとどこおった有害物質を排泄することができます。自然塩に含まれるマグネシウムなどの微量ミネラルには脂分を溶かす働きがあるため、月のリズムを使って塩浴することで、抜群の排泄効果が得られるのです。

このときに、夕食を抜いた断食状態でお風呂に入ると、断食のデトックス効果と塩浴の排泄作用のダブル効果で、絶大な浄化の力を得ることができます。食品添加物や農薬、皮膚から入ってしまった経皮毒といわれている有害物質で、人間の体内が複合汚染されている状況のなか、このやり方は排毒を促し、がんやアトピーなどの病気を予防するうえで、何よりも優れた方法になると思います。

音楽もまたエネルギーなので、振動数の高いといわれるモーツァルトやベートーベン、ビバルディやバッハなどの音楽を聴きながら、お風呂に入るのもよいかもしれません。耳から入る音波は、腎臓と共鳴し、成長、発育、生殖を司るホルモン分泌を促すだけでなく、おしっことして体内毒素を浄化する下水処理場にあたる腎臓と膀胱の経絡を活性化させる働きがあります。

陰陽五行では、腎は水と塩分、耳を支配する臓器とされているので、水と塩、音楽と月のリズムをいかした新月と満月の日の塩浴が、腎の強化にもピッタリの健康法になります。

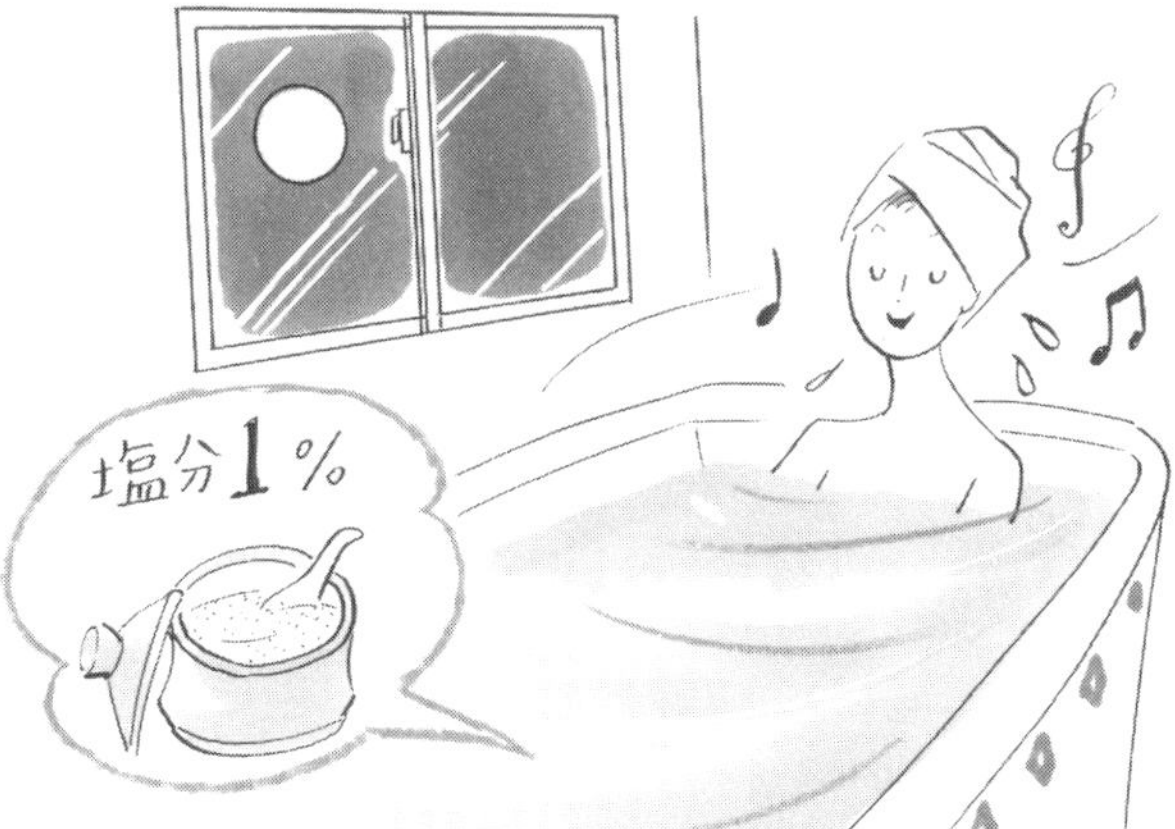

月のリズムのプチ断食合宿レポート

1日目

今回の断食セミナー合宿は、福島県の奥会津で開催。主催する日本CI協会（東京都渋谷区大山町）に集合し、バスに乗り込んだのは約30名。20代、30代の女性がメインで、ほとんどが断食未経験者です。断食は「気」のいい場所で行うと、食べ物を減らした体にいい「気」が入ってくるそうですが、会場は自然のエネルギーに満ちたすばらしいところでした。

オリエンテーションがすむと、大鍋に入った玄米がゆが運び込まれました。お椀によそい、箸で口に運ぶと、ふっくらと炊けたおかゆの甘みに驚かされます。

その後全員に配られたのは、酵素（注）100㎖を400㎖の水で薄めてペットボトルに入れたもので、それぞれに名前が書いてあります。これは、のどがかわいたときに、いつでも飲んでいいもの。甘すぎると感じる人には、よもぎの粉とコーレン（れんこんの粉末）、黒陽茶（発芽黒米を焙煎した粉末）が用意されているので、混ぜて飲むと甘味が抑えられておいしく飲めます。

そのほかにごま塩、てっかみそ（根菜とみそで作ったふりかけ風のもの）、うめしょう（梅干しとしょうゆを混ぜたもの）、梅酢、番茶が置かれていて、自分の体の声を聞きながら、好きなようにとれるようになっています（いずれも商品の問い合わせ先は、83ページのリマの通販を参照）。

講義のあとの夕食は、酵素の原液50㎖。慣れないと濃厚な甘みがなかなかつらいものがありましたが、梅酢を混ぜた番茶などをあとで飲むと、スッキリします。酵素の原液は、温泉のあとにも摂取。

夜の講義を受けたあとは、マクロビオティックヨーガ指導者の森山幹麗さんに、ヨーガの基本ポーズを習いました。終了後は、車座になって自己紹介。参加者の1人のギター演奏に癒されて、断食1日目、無事終了です。

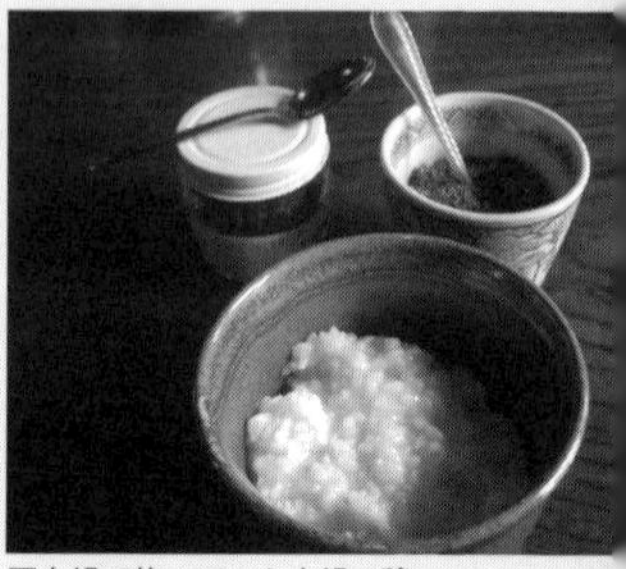

圧力鍋で炊いてから大鍋に移して水を足し、ゆっくり炊いた玄米がゆ。ごま塩かてっかみそをふって食べる。

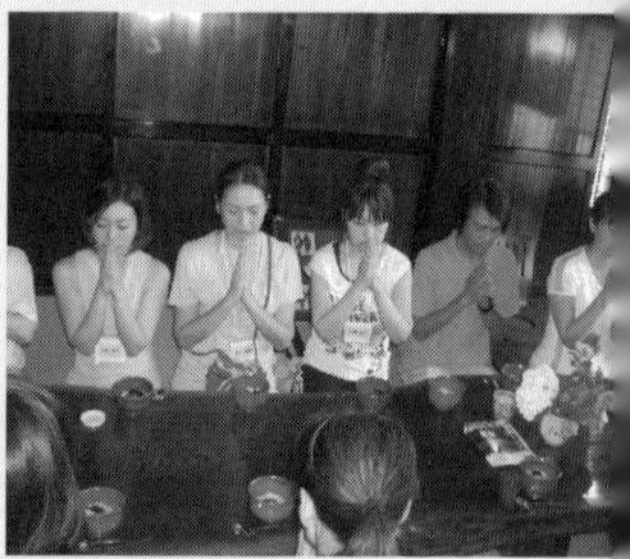

断食前の最後の食事に「感謝して、いただきます」。

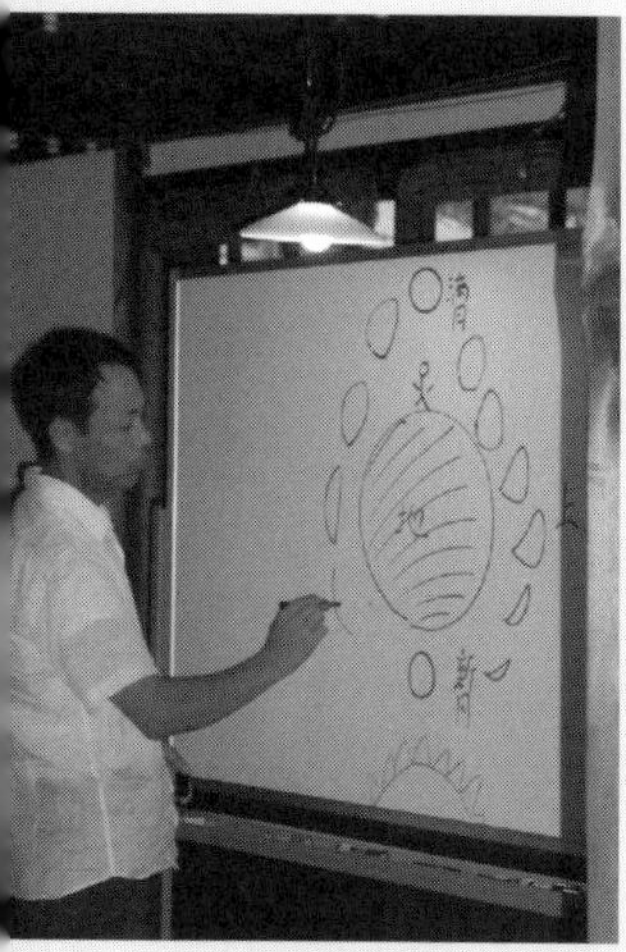

第1講義。「満月から新月にかけて解毒力が増し、新月から満月にかけては吸収力が増します」。

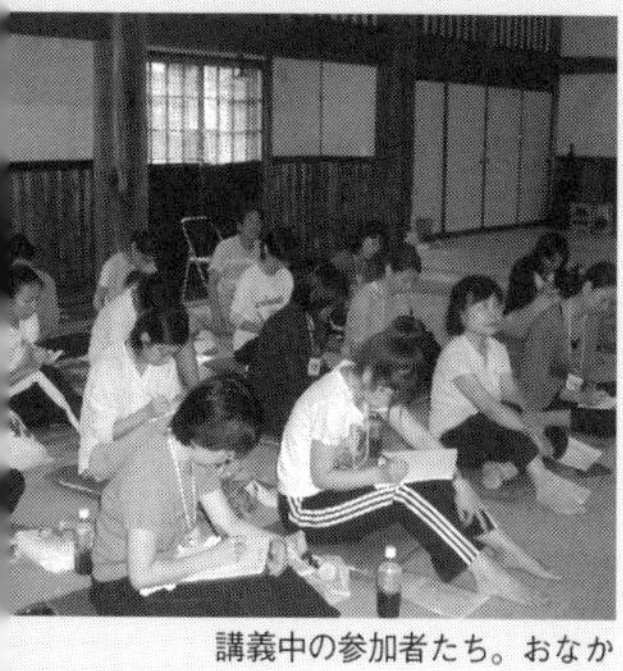

講義中の参加者たち。おなかに何も入っていないと、頭はスッキリ。盛りだくさんの講義のメモも、しっかりとれる。

講義などの時間割

<●＝飲食物>

●原液摂取のほかに、4倍に薄めた酵素は、のどがかわいたときに適宜飲む。この日は、最低100mlの酵素を薄めて摂取する。

PM3：00
開会・オリエンテーション
●玄米がゆ1杯（プチ断食導入食）

PM4：00
第1講義
「プチ断食の効用と効果的なやり方について」

PM6：00
●酵素　50ml
温泉

PM7：45
●酵素　50ml

PM8：00
第2講義
「心の断食について
　～執着をなくすということ～」

PM8：45
ヨーガ

PM9：30
懇親会・くつろぎタイム

PM10：00
自由時間・就寝

＊注　種々の植物を発酵させた植物エキス発酵飲料「スーパーオータカ」を使用。
問い合わせ先は、大高酵素株式会社
✆0134-54-7311　http://www.ohtakakohso.co.jp

2日目

2日目の朝は、坂本知忠さん指導の呼吸瞑想法から始まりました。朝の澄んだ空気を、ひと呼吸ひと呼吸意識しながら、吐き、また吸います。からっぽになった体に、宇宙からエネルギーが入ってくるようです。すがすがしい体になって、掃除を始めると、ぞうきんがけもていねいに、きちんとできます。

その後、梅しょう番茶（作り方は65ページを参照）と酵素の原液で朝食。これでおなかがすくことなく、行動できます。頭もスッキリとしているので、講義が始まっても集中力が持続し、疲れません。

終了後は軽登山の予定でしたが、前日の大雨で足もとが悪いため、断念して、露天風呂のある温泉に行くことになりました。帰りにバスを止めて、しばし散策。めずらしいピラミッド型の山を見学しました。

酵素の原液服用のあとは、ヨーガ、手当て法の講義、ヨーガ、ヨーガと続きましたが、ひどくおなかがすくこともなく夜に。夕食は玄米甘酒で、少しごはんに近づいた気がしました。

その後、願いごとを「〜する」と言い切り型で10個書いての「新月の誓い」。感謝の気持ちをのせるとかなうといいます。ギターとコンガのミニライブの最後は、みんなで踊って、何も食べていないとは思えない元気さでした。

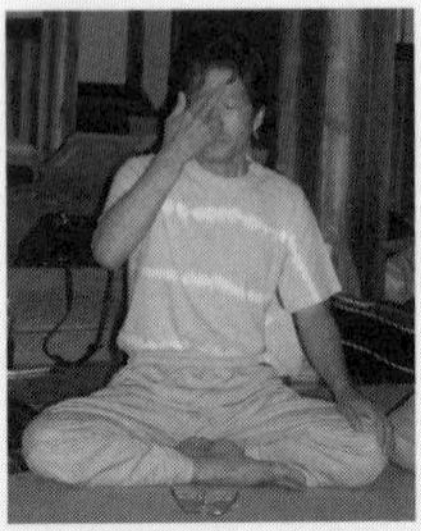

朝の呼吸瞑想法を指導する坂本さん。明朗な声が道場に響く。

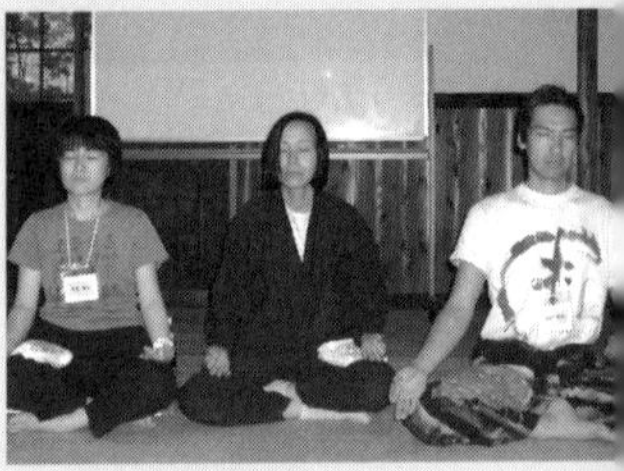

吐く息、吸う息に集中。

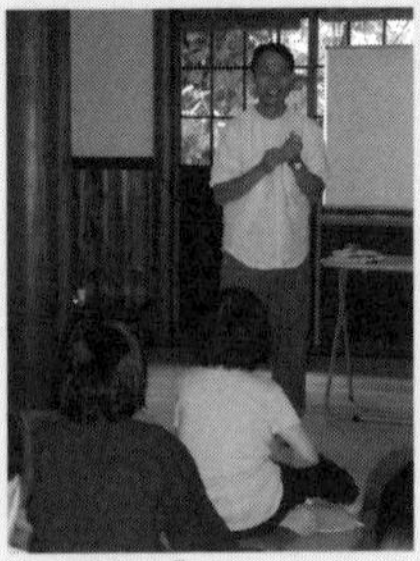

第3講義。「これからは、共存、共生。認め合う世界、わかち合う世界です」。

講義などの時間割

<●＝飲食物>

●原液摂取のほかに、4倍に薄めた酵素は、のどがかわいたときに適宜飲む。この日は、最低200㎖の酵素を薄めて摂取する。

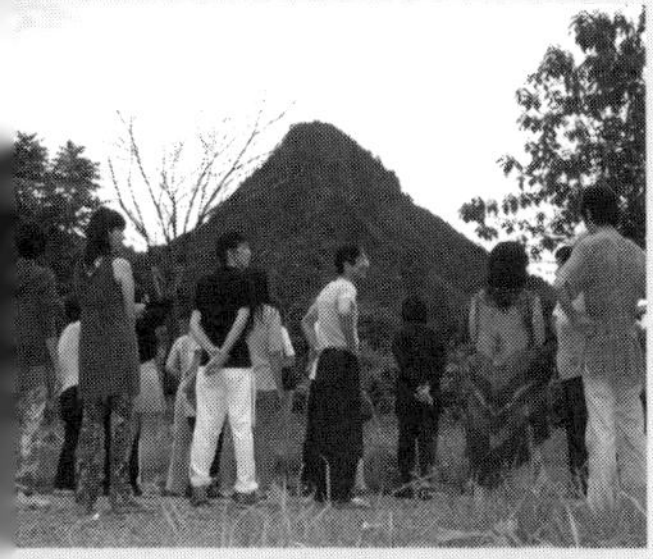

ピラミッド型の蒲生岳（がもうだけ）を見学。

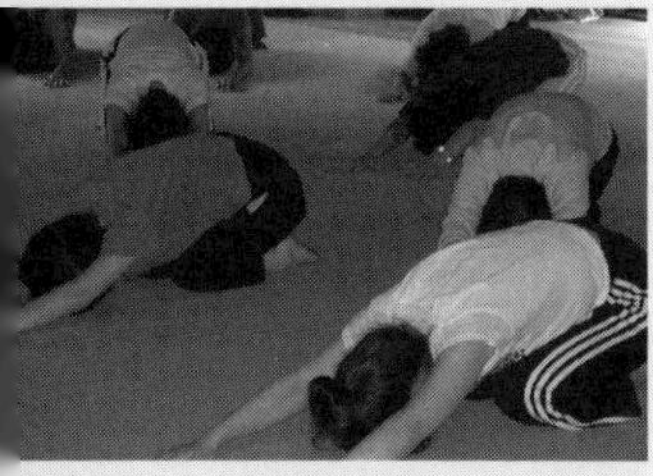

ヨーガタイム。いつもより体が柔らかくなっている気が。

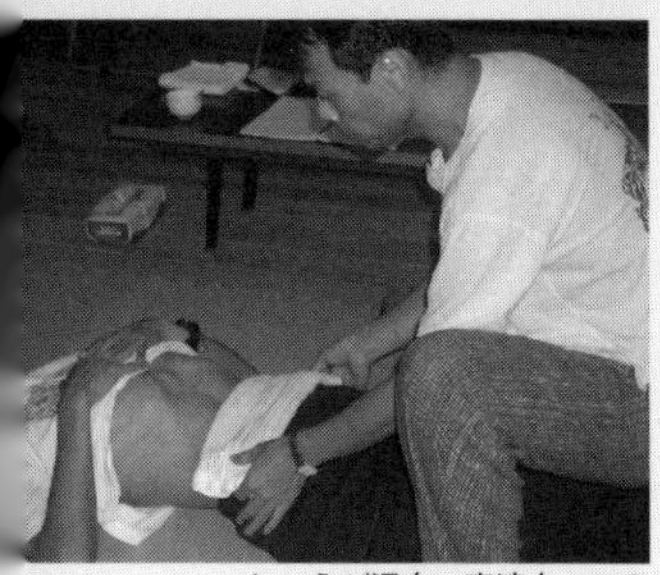

しょうが湿布、実演中。この手当てが、宿便出しにひと役かってくれます。

AM6：00

起床・散歩タイム

AM6：30

呼吸瞑想法　　掃除

AM8：00

●梅しょう番茶・酵素　50mℓ

AM8：30

第3講義

「感動と笑いによる細胞の活性について」

「食べ物と性格について」

AM10：00

軽登山の予定が、天候により温泉へ変更

PM2：00

●酵素　50mℓ

ヨーガ

PM4：00

第4講義

「身近な食べ物による手当て法
～しょうが湿布など外用の手当て～」

PM6：00

●酵素　50mℓ

ヨーガ

PM7：00

自由時間

PM8：00

ヨーガ

PM9：30

●玄米甘酒　1杯

懇親会・ミニライブ

PM10：00

自由時間・就寝

3日目

3日目の朝の呼吸瞑想法は、リラックス瞑想。あおむけになって足の親指から1本ずつ順にリラックスさせていき、体全体を少しずつていねいにゆるめていきます。さらに誘導瞑想が続き、南国の海のなかに自分の体を溶かしてしまうところまでも。意識と肉体が分離した、最高のリラックス状態。

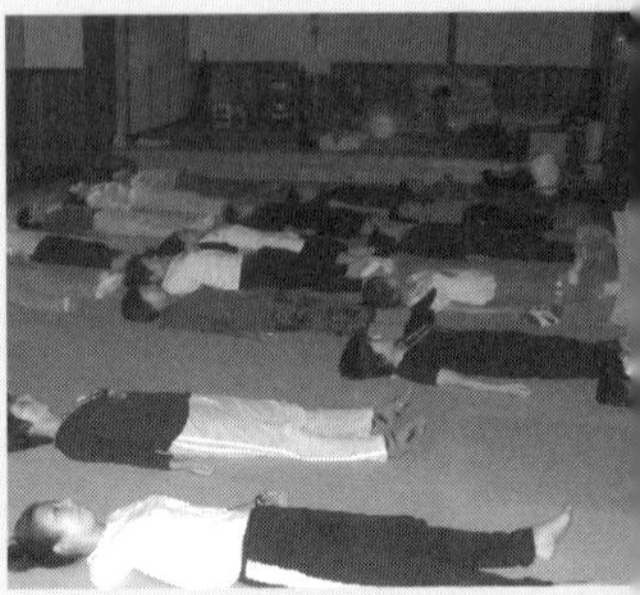

坂本さんの声に導かれて、全身が心地よくゆるんでいく。

掃除のあと、梅しょう番茶と酵素の原液を摂取し、最終講義へ。その後、玄米あずきがゆを、心からありがたくいただきます。けれど、待ちに待っていたか、というとそれほどでもなく、むしろこのままあと何日か断食が続けられそうな気分です（実際、帰宅してから2～3日断食を続ける人もいるそう）。

宿便は合宿中に出る人もいれば、帰ってから何か食べた刺激で出る人もいるとか。けれど、宿便を出すことよりも、「常識」というソフトをリセットして、「なんでもかなう」という新しいソフトをインプットすること、自分は無限の可能性をもっていることに気づくことのほうが、この断食の重要な目的なのだそうです。

感想発表では、「この3日間ですごく幸せな気持ちになりました」「おなかがすくこともなく、低血糖になることもなく、これなら家でもできるかな、と思いました」「化学物質過敏症ですが、7年ぶりに温泉に入ることができました」「1日目に、頭痛という形で毒素が出てきましたが、2日目にはスッキリ。スポーンと抜けた感じです」「不安とかマイナス要素が、いっさいなくなりました。このまま帰れば、まわりも幸せにできるかな」などなど、明るい報告が笑顔とともにいっぱい出てきました。

全員が交替で握手とハグをし合い、つながりの深さを確かめてから、さわやかに解散となりました。

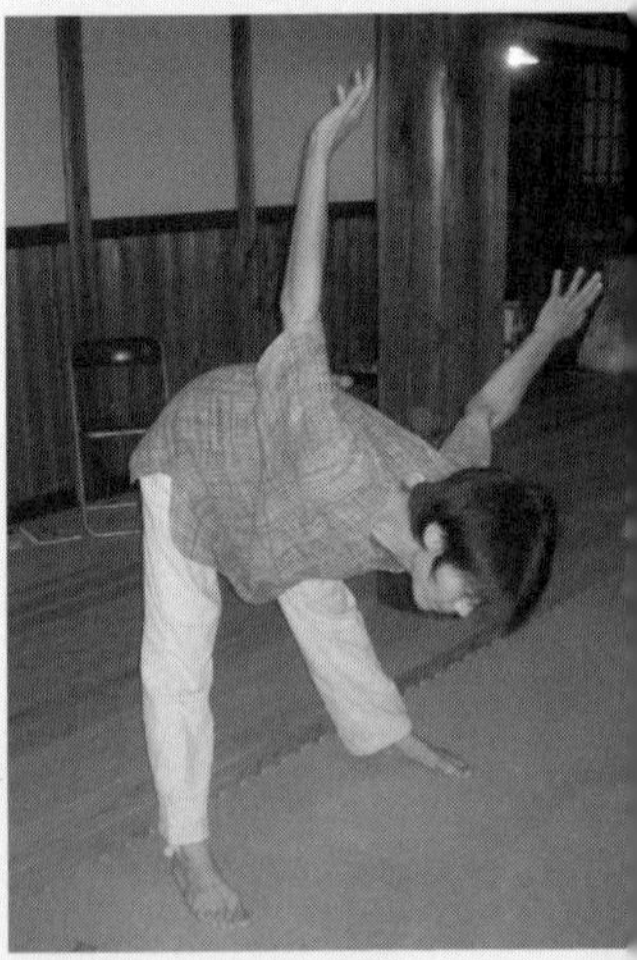

マクロビオティックヨーガを指導する森山さん。美しくしなやかな肢体が、マクロビオティックとヨーガの効果を物語る。

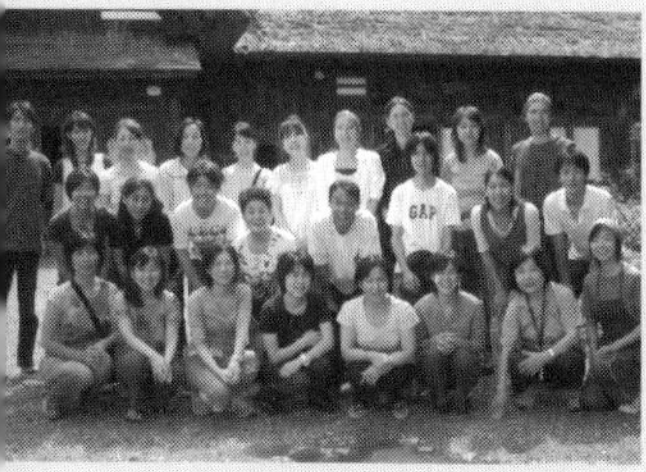

心も体も軽くなって、笑顔がこぼれる解散前の参加者たち。

●梅しょう番茶の作り方1

1　梅干し50ｇは種を除いてすり鉢に入れ、同量のしょうゆを加える。すり鉢でよくすり混ぜ、ビンに入れる（1か月保存可能）。

2　**1**から小さじ1を湯飲みにとり、しょうがのしぼり汁2～3滴を加え、煮出した三年番茶（3年以上生育した茶の木の茶葉を焙煎したお茶）150㎖を注いで飲む。

※**1**のかわりに、オーサワジャパンの「オーサワうめしょう」を使うと便利。

※「三年番茶」と「オーサワうめしょう」の問い合わせ先は、83ページのリマの通販を参照。

●梅しょう番茶の作り方2

湯飲みに小ぶりの梅干し1個を入れて箸でつぶし、しょうゆ大さじ1としょうがのしぼり汁2～3滴を加え、練り合わせたところに煮出した三年番茶150㎖を注いで飲む。

講義などの時間割

＜●＝飲食物＞

●原液摂取のほかに、4倍に薄めた酵素は、のどがかわいたときに適宜飲む。この日は、最低100㎖の酵素を薄めて摂取する。

AM6：00
起床・散歩タイム

AM6：30
呼吸瞑想法
ヨーガ
掃除

AM8：00
●梅しょう番茶・酵素　50㎖

AM8：30
第5講義
「身近な食べ物による手当て法
～梅しょう番茶など飲用の手当て～」

AM10：30
●玄米あずきがゆ　1杯

AM11：30
感想発表

PM1：00
解散

翌日から2日間の注意事項

プチ断食の回復食は、穀物菜食を心がけ、みそ汁、納豆、漬物などの発酵食品を中心に。油ものは控え、よくかむこと（1口50回以上）。

取材・文／小社編集部
協力／日本CI協会　☎0120-306-193　http://www.ci-kyokai.jp/

驚くべきプチ断食の効果◆体験談

今まで開催した、1泊2日や2泊3日のプチ断食セミナーに参加してくれた人たちに、体験談を寄せてもらいました。心と体の大きな変化に、みなさん驚きを隠せない様子です。

◆体の宿便とともに、心の宿便も排泄されたよう

たった一度のプチ断食が、私に多大な変化をもたらしてくれました。私は1泊2日の南小国（熊本県）断食セミナーに参加し、実質1日のプチ断食を体験したわけですが、心も体も軽く、すがすがしい感覚がなんとも心地よく、体にたまった宿便とともに、心の宿便も排泄されたような感じでした。ありがたいという感謝の念が内からこみあげ、帰宅して真っ先に両親に「ありがとう」と言い、抱き合っていました。

断食の実行で、肌に透明感が出てきた、少しの食事量で満足できるようになった、味覚が敏感になったなど、身体的変化もありましたが、私は精神面での変化のほうが大きかったように思います。たくさんの気づきと出会いが次々と自分の前に現れ、毎日がとても楽しく、「私は生かされている」という、あたりまえのことに感謝できるようになりました。

いったん、心身ともに空にしてみることが、思いも体もよい方向へ向かう第一歩だと思います。

（大分県・ＳＡさん、30代女性・会社員）

◆何回かのプチ断食で体重が12キロ落ちた

1泊2日の南小国での断食セミナーがあると聞き、以前からやってみたかったので参加しました。断食を始めて一晩たつと、舌にバターを塗ったような感じがあり、初めての解毒症状を体験しました。その後自宅でも2~3日のプチ断食を何回か行い、12キロ増えていた体重もムリなく落ち、リバウンドもなく、余分な体重が落ちました。

私はうつ病で仕事を辞めていましたが、まわりの人からも明るくなったと言われ、ネガティブな感情もいつのまにかポジティブ思考に変わり、精神的にも強くなりました。感謝の気持ちが生まれ、まわりに対する態度も、感じ方も変化しました。

（福岡県・ＥＳさん　30代女性・無職）

◆太れない悩みも、プチ断食で解消

「エネルギーレベルが高いパワースポットでの断食は、効果抜群のはず！」と2008年に屋久島と沖縄のプチ断食セミナーに参加しました。「やけどの傷を早く治すには断食がよい」といわれますが、臓器の修復にすべてのエネルギーが使われるのを「肌」で実感しました。私は乾燥肌ですが、断食中は肌がうるおってピカピカになり、驚くほどでした。

断食直後に顔占い師さんに、「眉間が光っているから、願いがかなうよ。断食の効果か

な？ 人間の顔は食べ物で変わる、つまり運命も食べ物で変わるよ」と言われました。

また、私は太れずに困っていましたが、断食のたびに1kgずつ体重が増加し、合計2kg体重が増加しました。断食で胃腸の働きがパワーアップしたからでしょうか？ 「胃腸が弱く、やせ型の人が断食をすると、余計にやせるのでは？」と心配する人が多いかもしれませんが、かえって太ることができるのです。

断食は、過剰なものがデトックスされ、人間が本来有する力を目覚めさせてくれます。


（兵庫県・MWさん 30代女性・薬剤師）

◆肌に透明感が出て、背中のシミが薄くなった

2泊3日の屋久島断食セミナーに参加しました。これまで、3食いただくことが〝あたりまえ〟と思っていましたが、多くの時間を食事にかかわることに費やし、束縛され、食に執着していたことに気づかされました。なんだか自由になった気がしました。

体を休ませることで、頭（意識）ではなく、心の底からわきあがる、なんだかうれしいようなワクワクした不思議な感覚になりました。今まで、体調の悪いとき以外、体の声に耳を傾けていなかったなあ〜、としみじみ考えさせられました。今思えば、この感覚に気づかされてから、感じ方が変わり、不思議な出来事（シンクロ）が多くなったような気がします。

2日目、雨にうたれながら3時間程の登山に近い散策をしましたが、次の日は、まったく

筋肉痛になりませんでした。2〜3日後に筋肉痛がくるかと思っていましたが、まったく痛みが出ず、改めてプチ断食のすごさを実感しました。また、3日目には周囲の方々から肌に透明感が出てきたと口々に言われ、驚きました。

さらに驚いたのは私の背中のシミでした。高校生のときに海で日焼けしてできた10センチ大の茶色のシミが、薄くなっていたのです。「このシミはぜったい消えない！」と決めつけていた否定的な意識が、消えないようにしていたのかもしれません。

このことがきっかけで、もっと自然な意識に変えよう、もっと体をかわいがろう、喜ばそう、自分を大切にするのは自分自身だということを強く思いました。

断食は、体の解毒や排毒だけではなく、意識や心の解毒・排毒のように思います。食べないことで、あらためて空、雲、光、空気、音、風、匂いなどがもたらす自然のすばらしさや体のすごさに気づきました。何か目に見えない感覚、直感、気づきが多くなったような気がします。

気の合うすてきな仲間に恵まれ、環境までいい方向に変化してきました。

子どもができないことで出会ったマクロビオティックと断食。目に見えないものに導かれているようで、ありがたい限りです。このことに気づかせてくださったすべてに感謝します。

（福岡県・SHさん　30代女性・管理栄養士／病院勤務）

◆食べないほうが調子がいいことを体験

私が初めて断食をしたのは2007年の11月です。それまで三度の食事は病気のとき以外抜いたことがなく、学校に遅刻してでも朝ごはんは食べていくというぐあい。それほどまでに、「食べること」への執着があったのです。しかし、断食合宿に参加したことで、「食べなくてもいいのだ、むしろ、食べないほうが体の調子がいい」ということを体験できました。

そして、今までの食べ方が、自分のおなかを満たすためというよりも、自分の舌を満足させるためのものであったこと、自分の体の声を聞かず、頭でっかちの状態で食べていたことに気がつきました。

私たちは普段、形あるものを食べ、それらからエネルギーをもらっていますが、形なきものからもエネルギーはもらえるのだと知る機会でもありました。私の場合、身体的な変化よりも気持ちの面での変化のほうが大きかったです。

（福岡県・KYさん　10代女性・大学生）

◆断食は〝制限〟ではなく、〝自由と解放〟をもたらすもの

私は、屋久島での断食セミナーで初めて断食というものを経験しました。

断食とは、〝制限〟ではなく、本当は〝自由〟と〝解放〟をもたらしてくれるものであるこ

とを心から実感しました。

人間は、「食べる」ことだけでエネルギーを得て生きていると思っていました。だから、どう食べるかに頭を悩ませていたものの、「食べない」という選択肢はもちあわせていませんでした。しかし、屋久島での断食で「食べない」という選択肢が、突然私の人生に加わりました。それは、私にとって非常に大きなことでした。

「食べない」ことで、自然や空気や人からどんどんと元気が流れ込んできました。いつも以上に、自然の美しさに感動し、人の話を聞くにしても、学びが多かったです。一緒に参加した友人とは、今まで以上に心を許し、結びつきが強くなったように思えます。

自分が食べ物だけで生きているわけではないと、全身で感じました。それは、「食べなければいけない」という観念からの〝解放〟でした。そして、「食べる」ことも「食べない」ことも、自分の状態に応じて選択できるという〝自由〟を手に入れることでもありました。

「食べる」ことで食材がもっている多様な情報とエネルギーを体内に取り込むことができる、また、「食べない」ことで体内の浄化を促し、外からの目に見えないエネルギーも取り込むことができる、ということに気づいたのです。

「食べない」自由を手に入れ、逆に「食べる」ことのありがたさも今まで以上に感じられるようになりました。これからは、「食べる」喜び、「食べない」喜び、どちらも味わって過ごしていきたいと思います。

（福岡県・YMさん　20代女性・自然食品店勤務）

しょうが湿布

血流をよくし、コリや痛みをやわらげるのが、
しょうが湿布です。

● 用意する物 ●

ひねしょうが………150ｇ
水………２ℓ
さらしの袋（またはハンカチ）
ひも（または輪ゴム）
深鍋
おろし金
カセットコンロ（または石油ストーブ）
厚めのタオル………２枚（または薄めのバスタオル）**aとb**
バスタオル………１枚
大きなビニール（ビニールふろしきや袋など）
毛布

● 手当てのしかた ●

1　ひねしょうがは、おろし金ですりおろす。

2　**1**のしょうがは、さらしで作った袋に入れ（またはハンカチで包み）、ひもで口を結ぶ（または輪ゴムでくくる）。

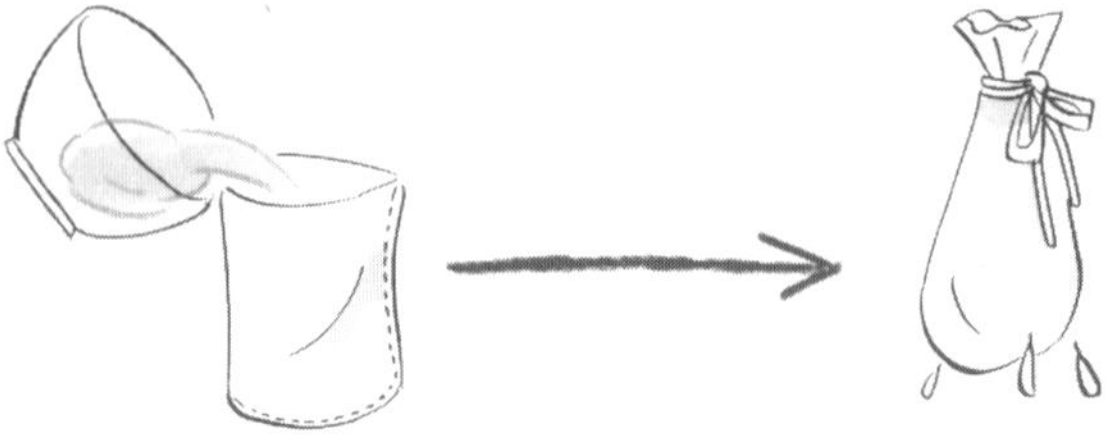

3　深鍋に水を入れて火にかけ、沸騰させる。そのまま放置して少しさまし、70〜80℃に下がったら、**2**の袋を湯につける。袋をよくふり出して、しょうが湯を作る。

4　しょうが湯は、さめないようにカセットコンロ（またはストーブ）にかけて保熱する。

5　**a**のタオルを二つ折りにし、くるくる巻いて棒状にする。

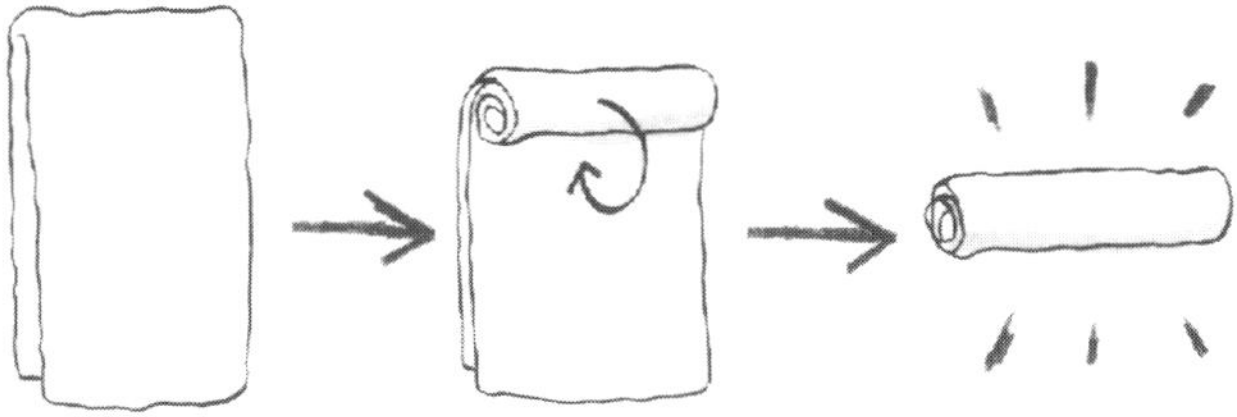

6　両端を持ったら少しひねってから、U字形にして中央のほうをしょうが湯にひたす。両端をしょうが湯につけると熱いので、注意。

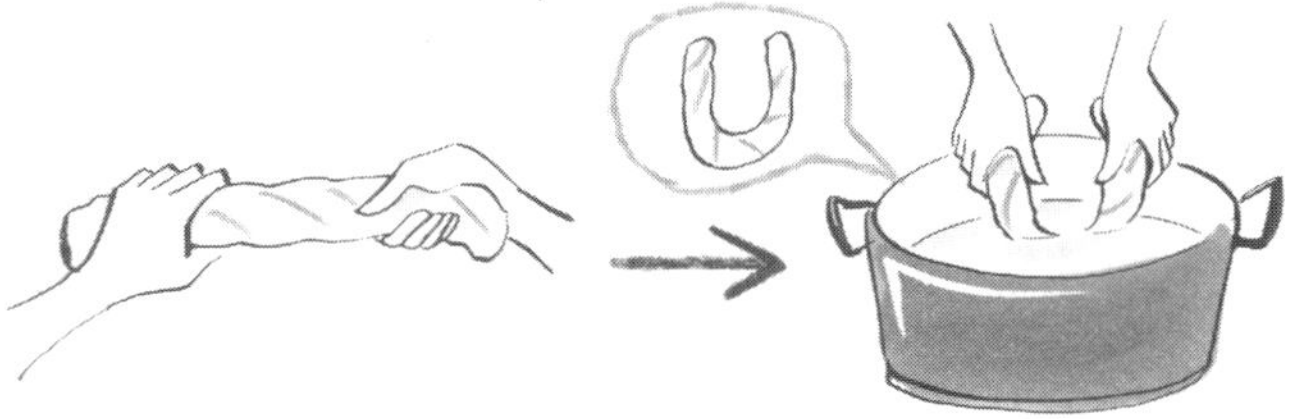

7　タオルを引き上げ、ひねりながら左右に引っ張ってしぼる。あまりかたくしぼらないこと。

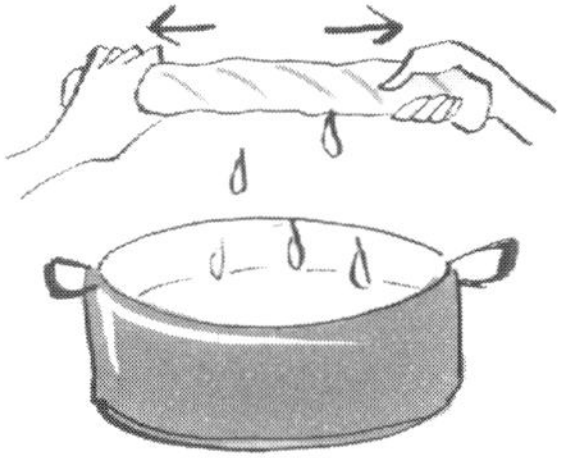

←次のページに続く

8　タオルを広げて四つ折りにし、少したたくようにして、痛みやコリのあるところに当てるのに適した温度にしてから、そっと当てて両端を上側に折り曲げる。タオルが熱すぎると、やけどをすることがあるので、必ず温度調整をしてから当てること。逆にぬるくしすぎてしまうと、効果が期待できなくなり、手当てを受ける人も気持ちがよくないので、注意。

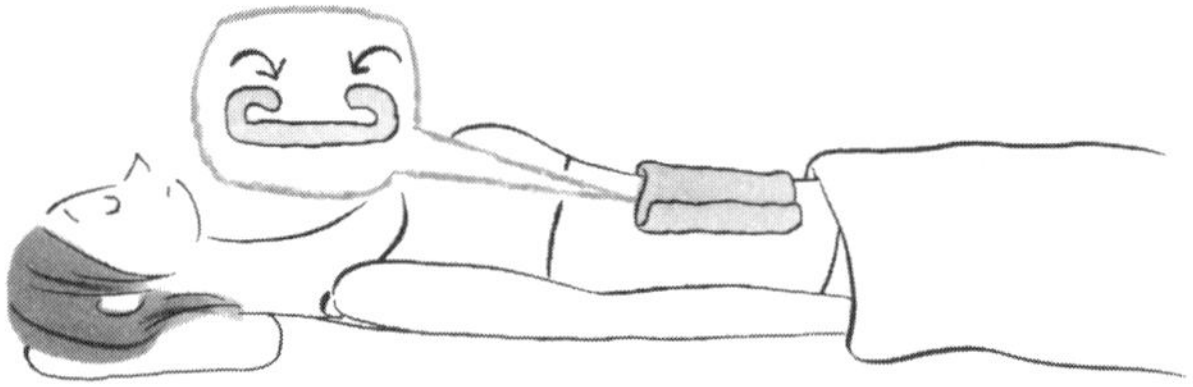

9　**8**のタオルの上に大きなビニールをかぶせ、その上にバスタオル、さらに毛布でおおって保温する。

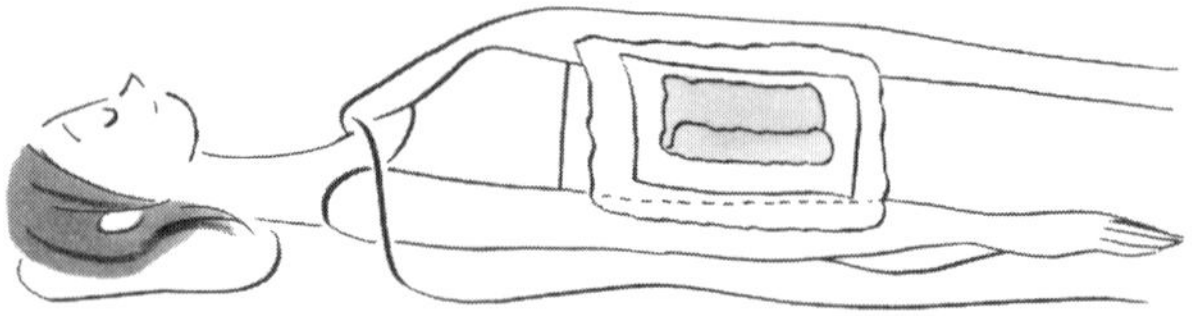

10　すぐにもう１枚の**b**のタオルを用意し、**5～7**のプロセスでしょうがの蒸しタオルを作る。これを広げて四つ折りにし、患部に当てた**a**のタオルの上に重ねる。ここでは、さまさなくてもよいが、受け手が熱がるようなら、少しさましてのせる。

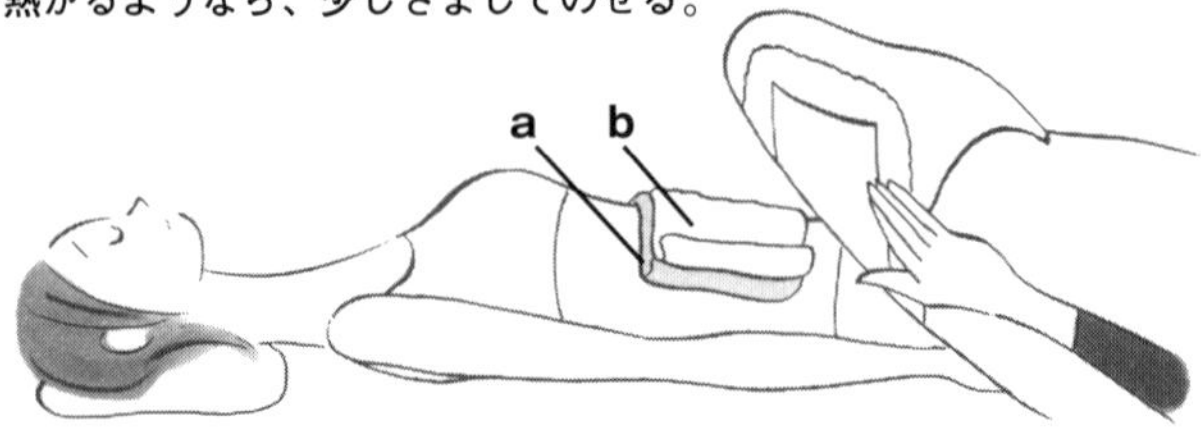

11　受け手に**a**のタオルの温度を確かめ、ぬるさを感じる手前で、**a**のタオルを抜き取る。このとき、上に重ねた**b**のタオルが熱すぎるとやけどをすることがあるので、まず片手で**b**のタオルの下に手の甲を上にして入れ、すばやく**a**のタオルを抜く。**b**のタオルを適温にしてから体に当てる。

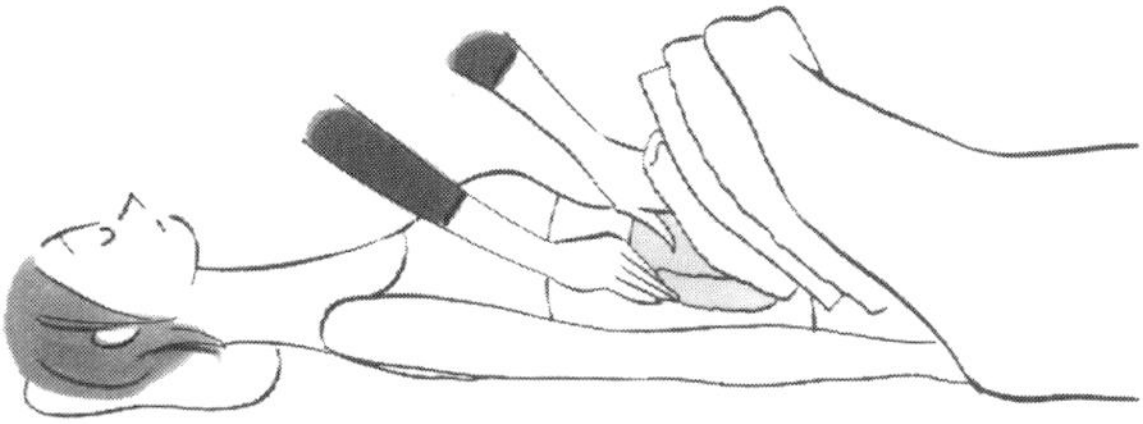

12　**a**のタオルは、またくるくる巻いて棒状にし、**6**のようにひねってからしょうが湯につけるが、一度ぬらしたタオルは、1回つけたらしぼり、再度つけてしぼる。あとは**10**からの手順をくり返し、全体で15〜20分間の湿布で終わりにする。

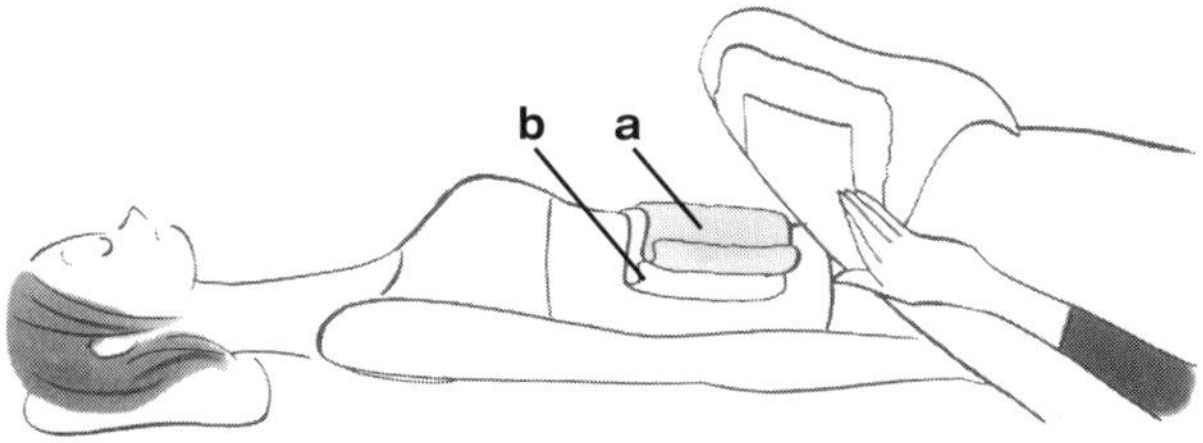

＊症状によって、一日1〜3回行うとよい。しょうが湯は2回使用できるが、2回目には湯を足して、1回目の半量のすりおろししょうがを加える。
＊2か所を同時に湿布したり、続けて行うこともできる。3か所以上に湿布をする場合は、1時間以上おいてから行う。
＊入浴の前後は、効果が半減するので、避ける。

玄米甘酒断食のススメ

何も食べない断食は問題が起こる可能性が

断食のやり方にもいろいろありますが、何も食べない断食の場合はいろいろな問題を引き起こすことが考えられます。いちばんの問題は、飢餓感をムリやり抑えることで、抑圧された感情がストレスとなり、交感神経が過度に緊張することです。

交感神経が緊張すると、血管や筋肉も緊張するため、血液の流れが悪くなります。筋肉にうっ血が起きることから、コリや痛みや炎症などのトラブルが引き起こされやすくなります。体温も下がるため、免疫力が低下して、感染症などにかかりやすく、また治りにくくなるのです。

さらに抑圧されたストレスが断食終了後に爆発して、過食を引き起こしたり、甘いものを異常に欲するリバウンドという状態を招き、かえって断食前より調子をくずすこともあるのです。

また、血液中に糖分切れが起きると、アドレナリン（闘争ホルモンと呼ばれる）というホルモンが過度に分泌されます。その結果、イライラしたり、ムカついたり、カッっとしたり、怒りっぽくなったりという精神状態や、反対に何もしたくないという無気力状態を引き起こしたりする低血糖症を招くこともあるのです。

空腹感のない甘酒断食は、脳がリラックス

このような状態をまねかないためには、一日に必要とされる最低限の栄養（基礎代謝量分）を取り入れながらの甘酒断食がおすすめです。

1食に約200㎖の甘酒を飲みながらの甘酒断食であれば、日常生活に必要な最低レベルのカロリーが摂取できるので、飢餓感がなくなり、ラクに実践できます。食べないことへのストレスを感じることがなくなると、ホッとして、脳もリラックス状態になります。

すると今度は、副交感神経が活発に働き始めます。副交感神経が優位な状態では、血管や筋肉の緊張がゆるむので、血液の流れがよくなり、末梢の細胞や内臓に血液が豊富に供給されます。そうすると内臓に滞っていた脂汚れなども流れやすくなり、肥満が解消され、修復

力も増します。

　また、体温が上がって免疫力が上昇するので、風邪などにかかりにくい、その人本来の丈夫な体に戻すことができるのです。

　甘酒の甘みは、同じブドウ糖でも白砂糖と違い、麹《こうじ》によって発酵した糖分であり、微生物の力でグリコーゲン（火がついた薪状態）まで分解ずみのものです。そのような糖分であれば、膵臓（着火剤であるインスリンの分泌を担う臓器）に負担をかけないので、糖尿病の人でも問題を起こしません。

　お米を発酵させただけの天然の甘みですから、白砂糖のように急激に血糖値を上げてインスリンの過剰分泌をまねいたり、その後に血液から急にブドウ糖がなくなる低血糖状態を引

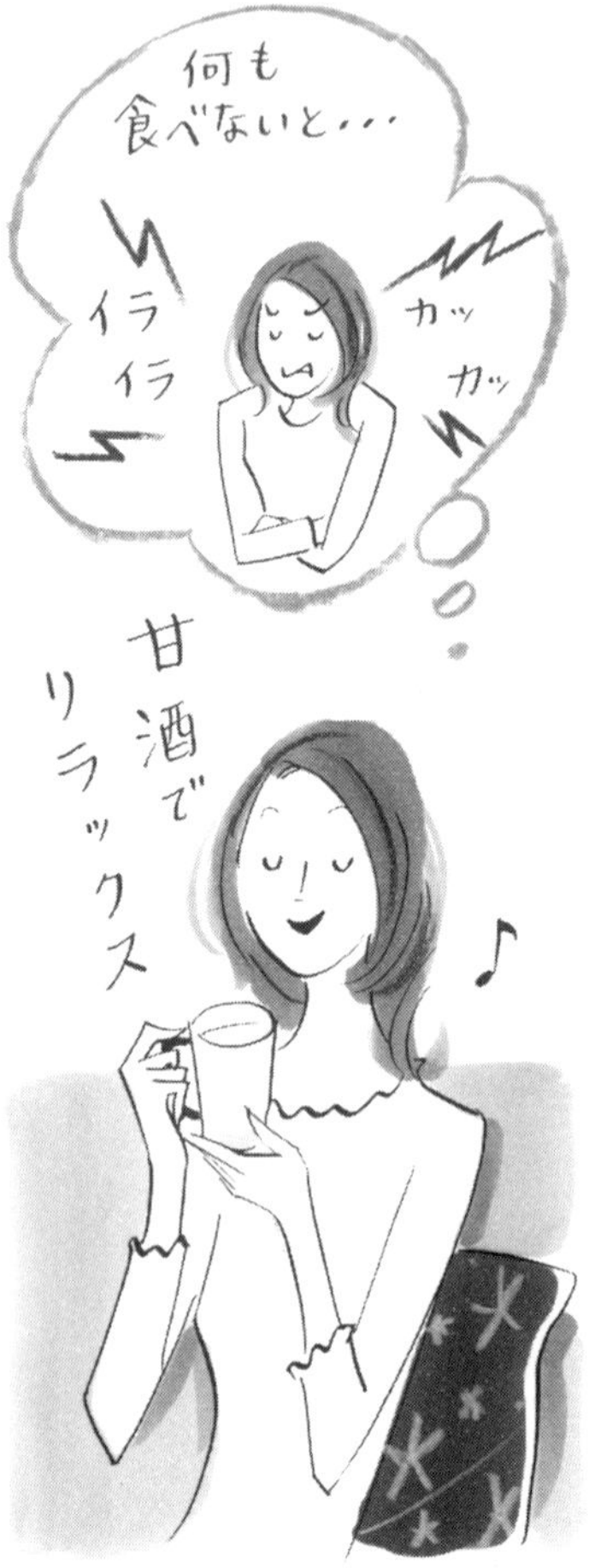
何も食べないと・・・
イライラ
カッカッ
甘酒でリラックス

き起こしたりすることもありません。

ゆっくりと体内に入ってくる、穏やかな甘みが甘酒の糖分なのです。血糖値が安定するので、おなかがすかずにラクにプチ断食ができます。

栄養豊富な玄米甘酒は「飲む点滴」といわれるほど

ひな祭りに欠かせない飲み物が甘酒ですが、昔は秋の稲干しが終わると、収穫を祝って酌み交わす地方もありました。神話の時代から飲まれていた、一昼夜でできる「ひと夜酒」が甘酒ですが、酒といってもアルコール分はなく、子どもでも安心して飲める健康飲料です。

蒸し米と麹菌を混ぜて、保温して、一晩寝かせれば甘酒になります。粒状の米を米麹が、その糖化作用（アミラーゼ酵素）によって一昼夜で甘い液体に変えてしまいます。甘酒には食物繊維と微生物、ビタミン、ミネラルがたっぷりと溶け込んでいて、砂糖にはない豊富な栄養分とあっさりした甘みと深いコクがあります。

栄養があるため、昔はおっぱいの代わりに赤ん坊に与えていたところもあるとか。また、産後のお見舞いにも、甘酒は喜ばれたようです。寒い日に飲むものという思い込みがありますが、江戸時代には夏バテ対策として庶民は冷やした甘酒をよく飲んだようで、甘酒は夏の季語になっています。

発酵学の権威である東京農業大学の小泉武夫教授によると、アミノ酸やビタミンB群、ブドウ糖を多く含む甘酒は、衰弱したときに病院で受ける点滴とほぼ同じ成分で、「飲む点滴」といえるということです。

さらに、甘酒の原料である麹には、さまざまな薬効成分が含まれています。血圧を下げる成分、がんを抑制する成分、記憶力の低下を防ぐ成分などが確認されています。なかでも玄米麹を使った玄米甘酒であれば、玄米の薬効成分がプラスされるため、生活習慣病の改善もおおいに期待できます。

甘酒断食で、体の浄化作用がスムーズに

甘酒は、いまでは手軽に買えますが、お米をたっぷり使うため、昔はお祭りでもなければ作れない貴重品でした。近年になり、麹屋さんで麹を買ってきて、どこの家庭でも手軽に作れるようになったものです。一般の人々が、麹菌というごく小さな生き物の強力なパワーを巧みに利用する知恵を持ち続けたことは、日本食文化の奥の深さだと思います。

甘酒はまた、お米（陽性なデンプン質が多い）と微生物（陰性な分解作用を担う）が陰陽調和した飲み物です。お米のデンプンは粒子が六角構造で非常に細かい（陽性）のが特徴です。稲が太陽光と二酸化炭素と水を原料にして、マイナスイオンをたっぷり吸収しながら作り出

した高エネルギー体が、お米のデンプンなのです。「光」という字のなかを縦線が突き抜けると「米」という字になります。「米」の字は四方八方に光が発散する様子を象形化したものともいわれています。米は光の結晶体ととらえてもよいでしょう。気力の「気」という字の旧字は「氣」と書きますが、光の結晶体のお米には気力（生命エネルギー）のもとになる高エネルギーが内在することを、昔の人は知っていたのでしょう。

光には殺菌や浄化という働きがあり、微生物にもまた浄化や分解の働きがあります。米の陽性なデンプンを麹という陰性な微生物で分解した甘酒には、体のバランス機能の調整（陰陽のバランスの乱れを調整する）という働きと、体内を浄化するという働きがあるのです。

甘酒を飲みながらのプチ断食を行うことで、体の浄化作用をスムーズに行うことができるでしょう。

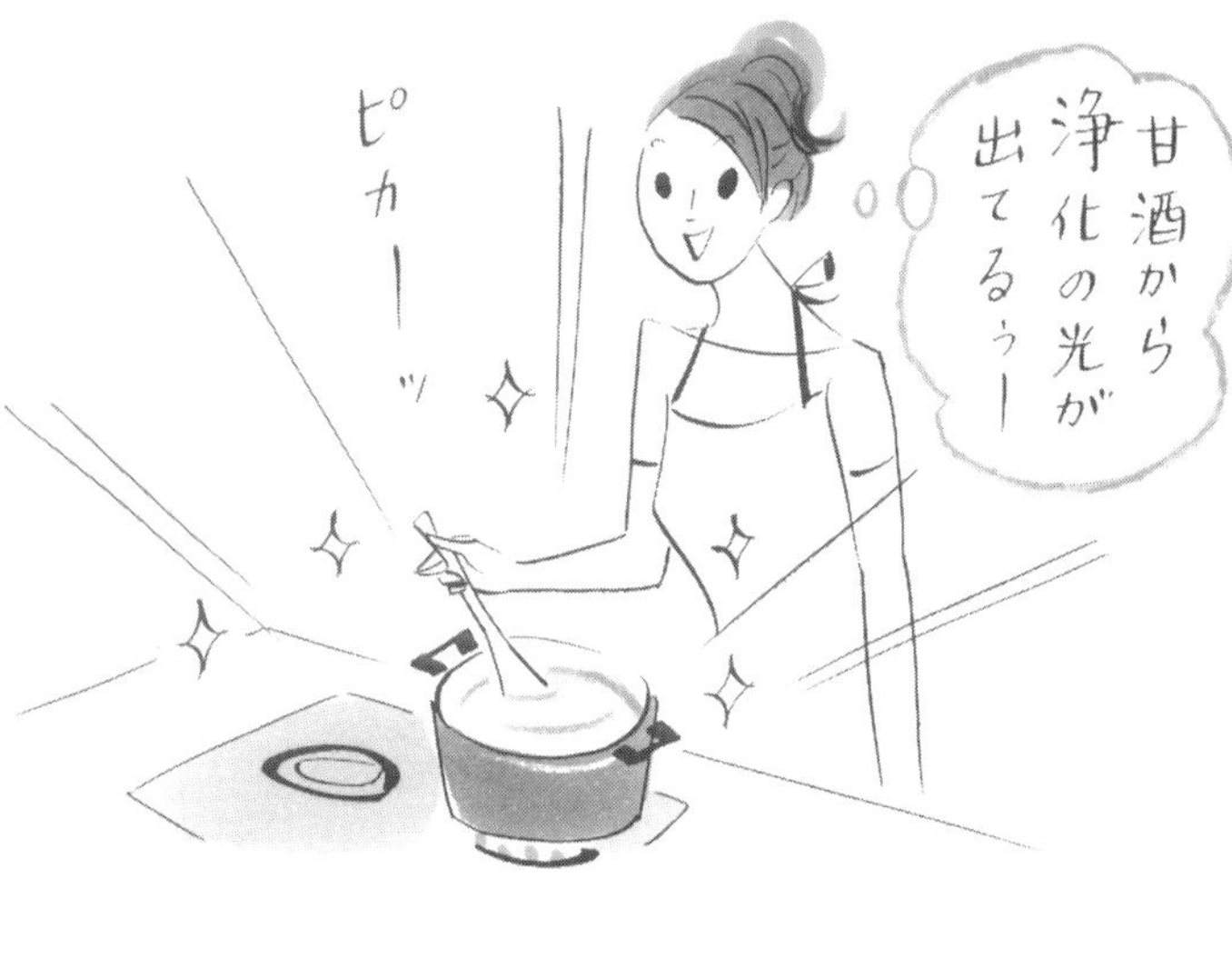

レトルトで作るカンタン玄米甘酒

●材料（1人分）

レトルトの玄米甘酒（濃縮タイプ）………½カップ
水………½〜¾カップ
自然塩………少々
しょうがのすりおろし………少々

●作り方

1　鍋にレトルトの玄米甘酒と同量か1.5倍の水を加え（甘すぎる場合はもう少し薄めてよい）、火にかける。

2　**1**に自然塩を加えて、焦げないよう、木べらで混ぜながら温める（塩を加えることで、ミネラルバランスが整い、甘みが引き立つ）

3　**2**が温まったら、しょうがのすりおろしを加える（しょうがを加えることで、腸に詰まった油汚れが吐き出されやすくなる。また、しょうがには数種類におよぶ抗がん作用のある成分がある）。

■胃腸が弱いタイプ（低血圧、低体温、貧血、虚弱体質、青白い顔、食べても太れないやせの大食いタイプ、朝起きられない、慢性疲労症候群、精神不安、アレルギーなどの症状がある人）は、くず粉小さじ½くらいを同量の水で溶いてから、上記の**2**で加えるとよい。くず粉を加えると、胃腸の調子が整う。吉野くずには、消化管ホルモンの分泌を高め、消化吸収をよくする働きと、天然の精神安定作用がある。

■生活習慣病タイプ（暑がり、汗かき、赤ら顔、高血圧ぎみ、筋肉質、声が大きい、胃腸が強い、脳梗塞や心筋梗塞の兆候がある、がんやポリープなどのしこりがある、メタボリック症候群などの症状がある人）はよもぎの粉末やすぎなの粉末、そのほか好みの葉緑素の粉末小さじ½くらいを、上記の**3**で加えるとよい。葉緑素には、解毒や排泄、血液を浄化し、生活習慣病を予防する働きがある。

※玄米甘酒（濃縮タイプ）は、マルクラの玄米あま酒・有機米使用（250ｇ 税込420円）か玄米甘酒（250ｇ 税込294円）、またはオーサワジャパンの玄米甘酒（250ｇ 税込336円）が、砂糖・水あめなどが使われておらず、麹のまろやかな甘みがあっておすすめ。自然塩は、できれば還元力のあるキパワーソルトを使用するとよい。

マルクラの有機玄米甘酒と玄米甘酒、
キパワーソルトの問い合わせ先
ムソー株式会社
✆ 06-6945-5800
http://www.muso.co.jp/

オーサワジャパンの玄米甘酒の問い合わせ先
リマの通販
☎ 0120-328-515
http://shop.lima.co.jp/

玄米がゆと麹で作る本格玄米甘酒

●材料（基本分量）
玄米………１合（150ｇ）
水………540㎖
玄米麹または白米麹………350ｇ
●作り方
1　土鍋に玄米と水を入れて中火にかけ、沸騰したら弱火にしてコトコトと２時間ほど炊き（途中水が少なくなったらたしながら）、玄米がゆを作る。
2　**1**の玄米がゆはさまし、玄米麹または白米麹は、手で軽くもみほぐしておく。

←次のページに続く

3　玄米がゆが70℃くらいにさめたところで、**2**の麹を２〜３回に分けて玄米がゆに混ぜ入れる（混ぜ終わったときの温度は、55℃くらいが適温。50℃以下に下がると、麹の働きが落ちて乳酸菌が増え、酸味が増すので注意。混ぜ終わると麹が水を吸ってしまうが、また糖化によってサラサラ状態になる）。

4　**3**を混ぜ終わったら、炊飯ジャーに仕込む。ジャーの保温温度は80℃くらいなので、そのままでは麹菌が死んでしまう。ジャーの内釜の底に水を張り、薄い皿を１枚敷いた上に内鍋を置き、この中に仕込むとよい。

5　内鍋の上にふきんかラップをかぶせ、箸をはさんでふたで密封しないようにすきまをあけておく。ジャーの底の水の温度が75〜80℃くらいで、内鍋の甘酒の温度が60〜65℃が適温。

6　３〜４時間たったら、上下をかき混ぜる。この時点で糖化がかなり進んでいる。

7　その後５、６時間、そのまま発酵させればできあがり。この間にうまみが増す。

8　できあがったら、火にかけて沸騰させて糖化を止め、さめたら密閉容器に入れて冷蔵保存する（約１週間保存可能）。

9　82ページの「レトルトで作るカンタン玄米甘酒」を参照し、好みの濃さに薄め、塩としょうがを少し入れて飲む。

※玄米甘酒が残ったら…

砂糖に代わる安全な甘みとして、お菓子作りに甘酒がおすすめです。発酵食品である甘酒であれば、代謝がよいので、体を冷やしたり、血液を汚すことがありません。手作りケーキやクッキー、パンに、玄米甘酒を混ぜて使ってみてください。ほんのり甘い、おいしいおやつができあがります。

月のリズムでダイエット

ダイエットとは養生のことをいう

「はじめに」にも書きましたが、本来のダイエットとは、太りすぎたり、やせすぎたりした体を適正なバランス状態に戻す養生法のことをいいます。

健康的でバランスのよい体にするためには、食欲のメカニズムを知ることが大切です。食欲は生命を維持していくためにも必要な人間の本能の一つで、ダイエットをムリなく進めるには、食欲がわくメカニズムを理解して、食欲と上手につきあっていくことが大切になってくるのです。

「食べろ」という指令を出すのは脳の視床下部というところで、そのなかに満腹中枢があり、血糖値をセンサーにして、食欲を調整しています。血液中の血糖値が20㎎／$d\ell$程度上昇すれば、満腹中枢が刺激されて満腹感を味わい、逆に下がれば空腹中枢が働いて食欲がわく、と考えられています。血糖値を左右するブドウ糖は体の大切なエネルギー源なので、脳の食欲中枢はこの値を常にモニターしていて、少なくなれば補うよう指令を出します。これが空腹感となって現れるのです。

しかし、問題は脳がどの時点で空腹感や満腹感の指令を出すのかという点です。これはいわばエアコンの設定温度のようなもので、セットポイントと呼ばれています。じつはこのセットポイントが、肥満の人では高く設定されているのです。血糖値のセットポイントが通常より高く設定されていると、なかなか満腹感が得られなくなり、また空腹感を普通の人より早く感じるようになります。

その原因は「インスリン抵抗性」で、インスリンの効きめが悪くなるからなのです。インスリン

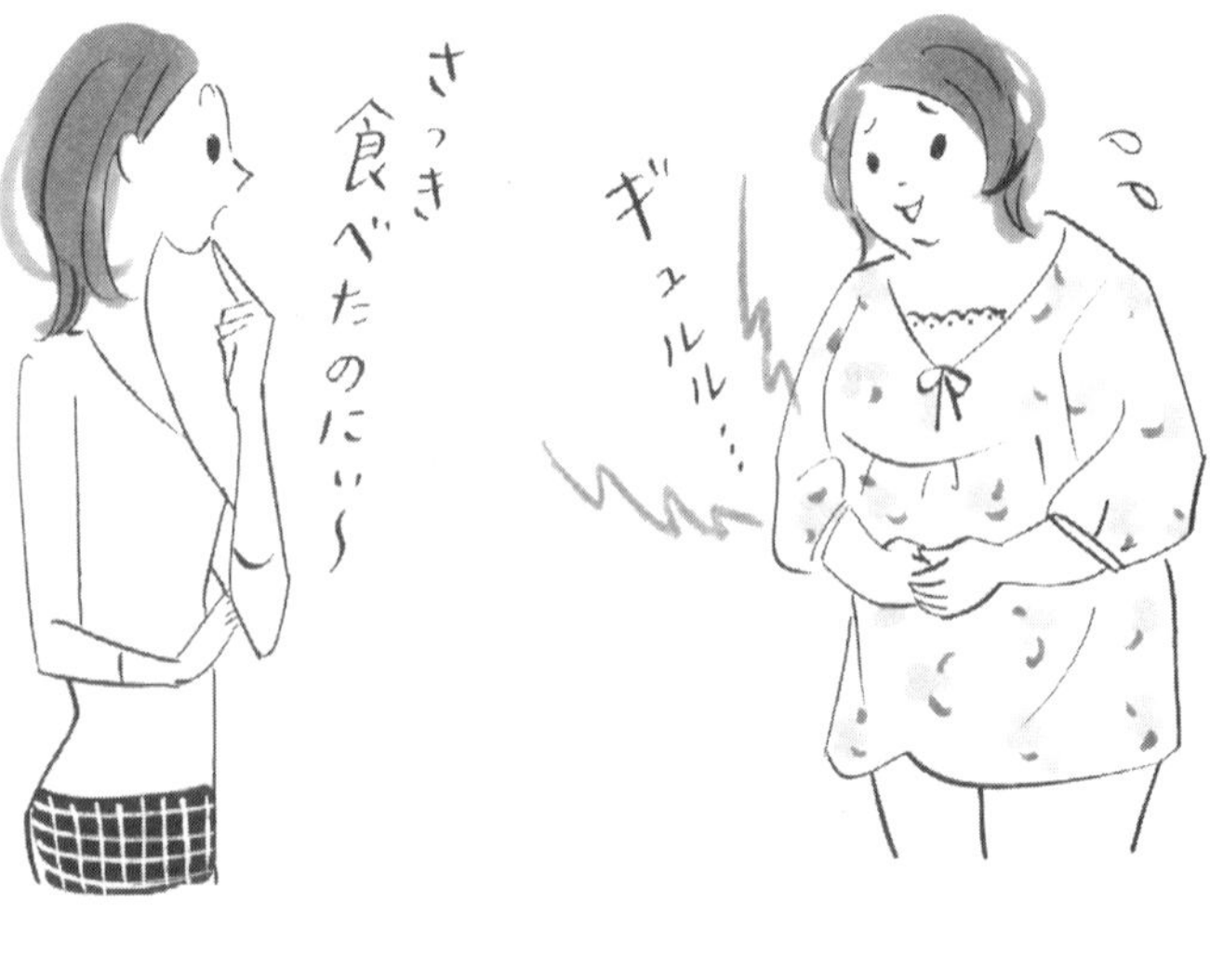

は膵臓から分泌されるホルモンで、ブドウ糖を細胞内に取り込む働きをしています。ところが、インスリン抵抗性がある状態ではブドウ糖を取り込めなくなり、行き場を失ったブドウ糖とインスリンがだぶつくことになります。このような状態に陥ると、脳の視床下部ではセットポイントを引き上げて、もっと食べなさいという指令を出すようになります。

さらに悪いことに、だぶついたブドウ糖を脂肪に変えて貯蔵するため、肥満が促進されていくわけです。インスリンはブドウ糖を細胞内に取り込めなくなると、ブドウ糖を脂肪という缶詰に変換して蓄えようとするのです。

やせたい人は欧米食から和食に切り替えよう

肥満の原因であるインスリン抵抗性は、ストレスや毎日の食事が原因となって引き起こされます。とくに白砂糖のとりすぎと、肉類や揚げものなどの高脂肪・高糖分食がインスリンの働きを悪くすることがわかっています。

また、女性の過食の80%はストレスが原因といわれています。ストレスが加わると脳内にアドレナリンやCRH（副腎皮質刺激ホルモン放出ホルモン）というホルモンが分泌され、それらが空腹中枢を刺激して、過食に陥らせるのです。白砂糖や動物性食品を食べ続けた場合も、同様のホルモンが脳内に増えるため、過食の傾向をまねいてしまいます。

ですから、太っている人の最大の問題点は、食欲の調整機能を正常化させることで、そのためには食事の量を減らすのではなく、食事の内容を変える必要があるのです。

そこで大切なのが、ごはんを主とした和食に変えることです。ごはんは白米よりも玄米や分《ぶ》づき米（玄米と白米の間の度合いに精米した米）、雑穀米（あわ、ひえ、きびなどの雑穀を白米に混ぜたもの）のほうが、血糖値がゆるやかに上昇するため、腹もちがよく、インスリン抵抗性をまねきません。

精白していない穀物、野菜、海藻、漬物などは、複合炭水化物と呼ばれ、この割合が総摂取カロリーの80％くらいになるのが望ましい食事です。タンパク質、脂肪、糖分中心の欧米化した食生活から、複合炭水化物主体の伝統的な和食に戻すということが、食欲を調整し、ムリなくできるダイエットの基本になります。

また、過食の原因としては、食べ物のもつ生命エネルギーの低下の問題があります。食べ物が大量生産されるようになった結果、そこに元来含まれていたビタミンやミネラル、酵素や食物繊維などの生理作用を活性化させる物質が、年々少なくなってきています。

さらに、効率と見た目のきれいさばかりを追い求めた結果、手間ひまをかけるというまごころ（思いやる心）が省略されてしまったため、目に見えない愛が抜け落ちた食べ物が多くなりました。

そうした生命エネルギーのもとになる大切なものが取り込めなくなると、それが満ちるまで食べ続けなくてはならなくなります。生理作用を活性化させる物質は、食べ物の燃焼効率をよくしてセットポイントを下げ、まごころという愛のエネルギーは心を豊かにし、ストレスを解消して過食を防いでくれます。

満月から月が欠ける時期は、やせやすいとき

やせるためのダイエットは月のリズムに合わせて行うと、より効果的になります。満月から新月にかけての欠けていく月の時期が、最も解毒力、排泄力、浄化力の高まる時期です。この約2週間は、脂肪分や糖分の多い欧米食を減らし、たまった脂肪を溶かす作用のあるしいたけや大根、海藻、こんにゃくなどの煮物と青菜のおひたしや漬物などを増やし、雑穀ごはんや玄米ごはんを食べるとよいでしょう。

そのような伝統的な和食を食べることで、体内にたまっていた有害化学物質や有害重金属、腸内の腐敗物、血管に滞った老廃物、体脂肪などをきれいに吐き出すことができます。

肥満体質の人が満月と新月にプチ断食を行うと、やせる効果とデトックス効果が増します。月の引力によって、たまった油や老廃物などの汚れが引き出されやすくなるからです。さらに、酸性化した血液が弱アルカリ性に戻ることで、インスリンの働きも良好な状態に改善されます。

太りたい人は穀物や野菜の甘味をとろう

「やせの大食い」という言葉がありますが、やせている人ほど過食の傾向が見られます。食べないと太れないという脅迫観念から、必死で食べている人が多いようです。そんな人に共通するのは、胃と膵臓が弱くて、甘いものが大好きという点です。

胃と膵臓の働きは、家にたとえるとブレーカーに相当します。生体電気（生命エネルギー）を発電する、人体の発電所でもあります。東洋医学ではこのようなエネルギーを総合して、ひとことで「気」と呼んでいます。

食べ物から「地の気」が胃と膵臓で取り込めなくなると、ブレーカーが落ちて慢性的な生命エネルギー不足の症状が現れます。電池切れによる停電状態が体全体で起こると思ったらよいでしょう。このような状態では、気力がなくなって疲れやすくなり、いくら食べても太れない状態になってしまうのです。

胃と膵臓が弱くなると、気持ちのうえでは、取り越し苦労が多くなります。心配性で、いつも不安をかかえ、ああでもない、こうでもないと考えすぎる傾向が出てきます。また、移り変わる気持ちが強くなり、一つのことに集中できなくなるため、習い事も、健康法もコロコロ変わり、継続することが難しくなります。

こんなときには、グラウンディングといって、土とふれあうことをおすすめします。生体電気の流れがよくなり、過剰な食欲や甘いものへの欲求がおさまるのです。また、不安定な心が落ち着き、気持ちが晴れ晴れとしてきます。

ガーデニングや畑仕事、草取り、陶芸や泥んこ遊び、砂浴など、土とふれあうことが胃腸の調子を改善する特効薬なのです。家庭菜園で土や植物とふれあう瞬間は、なんとも心地よく感じられます。土鍋で炊いたごはんや野菜を食べたり、土瓶で煮出したお茶を陶器の器で飲むなど、土からできた器や調理器具を使うのもよいでしょう。

土の上で伸び伸びと育った有機栽培の野菜や穀物には、生命エネルギーが豊富に蓄えられています。野菜や穀物を食べたときの甘みが、胃腸の本当のエネルギー源なのです。よくかみしめたときの甘みには、精神安定効果があり、米や野菜のような複合炭水化物であれば、血糖がゆっくりとした早さで吸収されるので、膵臓に負担をかけることなく、スムーズに代謝されます。だから、おやつにはおにぎりがいちばんなのです。

新月から月が満ちる時期は、太りやすいとき

新月から満月にかけての満ちていく月の時期は、胃と膵臓が活発に動き、消化吸収力が高まる時期です。太れない人はこの時期に、煮炊きすると甘みに変わる大根やにんじん、玉ねぎ、キャベツ、ほうれん草などの野菜を料理に取り入れると吸収力が増し、太れるようにな

ります。

ブレーカーを落としやすい甘い砂糖に代わる甘みとしては、そのほかに、かぼちゃやさつまいも、とうもろこし、栗がおすすめです。黄色くて甘いものが胃と膵臓の食薬になるのです。塩ゆでしたり、塩をひとふりして蒸し煮したりするなど、自然の塩を料理に活用すると、胃腸が元気になります。

また、この時期には、ごはん、みそ汁、漬物といった365日食べても飽きがこない中心軸となるものを食べることで、心と体が安定します。

やせ体質の人が断食をすると、ますますやせてしまうと思われがちですが、そうではありません。新月と満月にプチ断食をすると、胃と膵臓の栄養吸収能力がさらに高まって、肉づきがよくなっていきます。

美しいすてきな自分をイメージしよう

「ダイエット、やせたつもりがやつれたね」という川柳がありましたが、ただやせるのではなく、健康的な体になることが本来のダイエットです。体のなかにたまった脂肪などの不要なスス（老廃物）に火をつけて燃焼させ、すがすがしい体によみがらせ、胃腸の燃焼効率をよくすることで、やつれた体を元気な姿に戻すことが大切だと思います。

美しい体になる秘訣は、美しい自分をイメージすることです。美しくなったすてきな自分を思い浮かべてください。夢とか希望とか喜びを感じるとき、人間の体内には若返りのホルモンや癒しのホルモンなどの分泌が増えるのです。

ホルモンの分泌のよし悪しは、唾液の分泌が多いか少ないかで判断することができます。うれしいときや幸せを感じるときには、唾液がタップリと分泌されています。反対に苦しいときや悩んでいるときには、のどがカラカラにかわきやすくなります。緊張するとのどがかわくという経験はありませんか。

うれしいときや楽しいときに分泌が増える唾液には、脂肪の燃焼や若返りの働きを担うホルモン、また消化吸収力をよくするホルモンなどが、たくさん含まれているのです。「美しくなる秘訣は内分泌にあり」ということです。

感謝の心が美しい体をつくる

家を建てるときには設計図が必要ですが、その設計図がゆがんでいると、ゆがんだ家ができあがってしまいます。人間も同様に、心の設計図がいまの現実をつくっているのです。自分は太っているとか、自分はガリガリだとか、否定的な設計図が心にあると、そのような自分が現実化してしまいます。

現在の自分がたとえ満足できない状況にあっても、すてきな自分を絶えず思い浮かべて、日々「うれしい、楽しい、幸せ」といって暮らしていると、そのような満ち足りた自分が本当に現れてくるのです。

くり返し思い浮かべたことは、潜在意識にインプットされるのです。潜在意識には思ったことをなんでも実現化させる「現実化プログラム」が組み込まれています。この潜在意識の活用が、ダイエットやプチ断食の効果を大きく左右するのです。

では、潜在意識の不安や恐怖を取り除くにはどうしたらよいのでしょうか。それは、「いまここ」に焦点を合わせて、「感謝する」ということです。自分が生かされていること、目が見え、耳が聞こえ、自由に手足が動き、なんでも食べられて、どこへでも行けるという無限の自由を得ていることに、「ありがとう」と感謝することです。

いまに感謝の念がもてると、過去にとらわれず、未来を心配しなくなり、あるがままで幸せを感じることができるようになります。

健康的な美しい体になる秘訣は、感謝できる、満ち足りた心にあるのです。心が豊かになると、食べ物への執着心がなくなり、過食の傾向もおさまっていきます。

第3章

「イノチの力」をよみがえらせる プチ断食

胃腸は悲鳴をあげている

食べすぎで、胃腸は不完全燃焼の状態になる

生活習慣病の原因とはいったいなんでしょう。それはひとことでいうと食べすぎです。薪ストーブに薪を詰め込みすぎると、火の勢いがよくなるどころか、かえって空気の流れが悪くなり、くすぶってしまいます。するとススや有害ガスが発生し、煙突が詰まったり、タールがストーブのガラス窓に付着してなかが見えなくなったり、一酸化炭素中毒を起こしたりします。

人間の体も同様で、食べすぎると胃腸で不完全燃焼の状態が起こり、老廃物というススや、体臭や口臭といった有害ガスが発生しやすくなります。目やにが多くなったり、フケが増えたり、シャツのえり元が汚れやすければ、「ススけた状態＝食べすぎ」ととらえるとよいで

しょう。

また、便やおなら、汗の臭いがきつくなってきたら、「食べすぎかな？」と疑ってみてください。

まばたきが多くなる状態も、食べすぎのサインです。1分間に3回が、正常なまばたきの回数なので、それ以上多ければ過食だと判断するとよいでしょう。手足や顔がなんとなく黄色くなってきたら、やはり食べすぎていないか注意してみてください。

生活習慣病の原因は食べすぎによる栄養過剰

取り込みすぎて処理できない脂分が肝臓に付着したのが脂肪肝で、血液中にもれだしたのが高脂血症です。脂が腸にまとわりついて流れなくなったのが、おなかが出っ張ってくるいま話題の内臓脂肪症候群（メタボリックシンドローム）です。心臓肥大や肥満も、脂のとりすぎとみてまちがいないでしょう。

糖分をとりすぎて代謝（燃焼）できない状態が糖尿病で、しまいにおしっこから糖分がもれ出してしまいます。タンパク質の処理が追いつかなくなったのが、尿からタンパクがもれだす腎臓病です。

私たちの体は、余分なタンパク質を肝臓で尿酸に変えて、腎臓で処理しますが、この処理が追いつかなくなったのが尿酸値の高くなる痛風です。ほおっておくと、腎炎や腎不全などの腎臓病をまねいてしまいます。

このように生活習慣病の原因は、使いきれない（燃やしきれない）栄養の過剰供給状態なのです。戦後まもない、食うに食えない厳しい生活状況の日本では、生活習慣病がほとんどなかったと報告されています。また感染症が激減したとの報告もありますが、これは素食の状態で、血液の流れがよくなり、免疫力が上がったからだと思われます。

また、生活習慣病は、飢えに苦しむ発展途上国という国にはほとんど見られません。反対に、何でも食べられる先進国と呼ばれる国で多発しているのです。このことがわかれば、根本対策がとれます。

疲れやすい、目覚めが悪いときは食べすぎ

胃腸の不完全燃焼状態とは、腸内で食べ物が腐敗している状態ととらえることができます。食べ物を腐敗させる菌のことを、悪玉菌と呼んでいますが、悪玉菌が作りだすものは、インドールやスカトール、フェノール、硫化水素、アミン、アンモニアなどの腐敗毒素ですが、これらの毒素には、発がん性があることがわかっています。

腸で吸収された腐敗毒素は、肝臓に運ばれて解毒処理を受けます。ところが、あまりにも

毒素が多いと、肝臓の浄化処理の限界を超えて、血液中にもれだしてきます。浄化槽の浄化の限界を超えて、ドブや川に汚物がたれ流されている状態を思い浮かべるとよいでしょう。

その結果、血が汚れて、ドロドロ血液の状態になります。そのような循環しにくい血液環境のなかでは、細胞に酸素や栄養が行き渡らず、体には、こったり、はったり、痛んだりというトラブルが引き起こされるのです。

ごちそうを食べすぎた翌日は、朝の目覚めが悪かったり、体がだるかったり、疲れやすかったりした経験がありませんか。このような症状が出てきたら、食べすぎていますよ、というサインなのです。

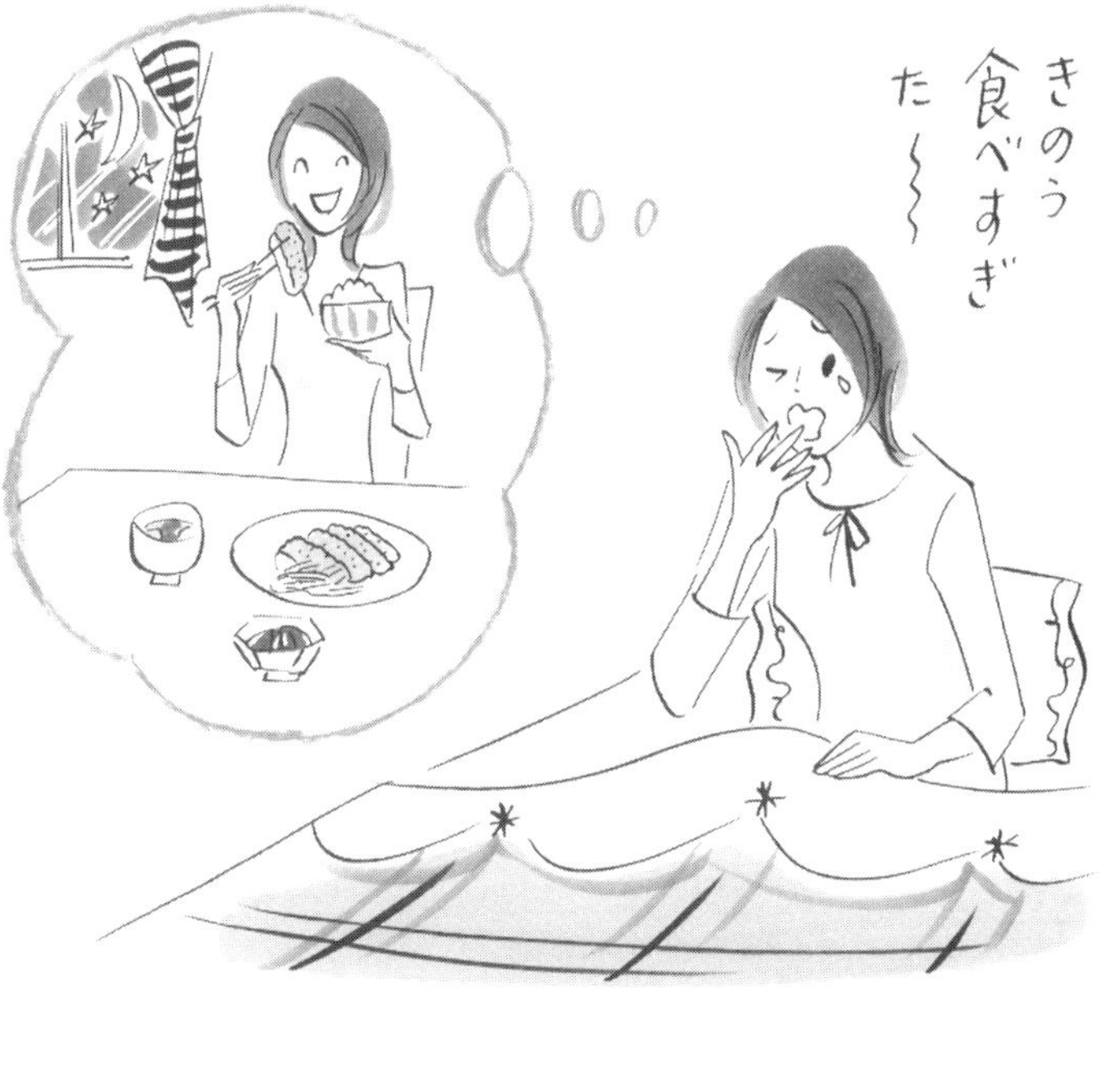

少食、素食、断食は、胃腸を完全燃焼の状態にする

ところが、少食や素食、断食をすると、くすぶっていた胃腸の燃焼状態が完全燃焼の状態に改善されるのです。完全燃焼状態とは、食べ物が発酵している状態ととらえるとよいでしょう。食べ物を発酵させる菌のことを、善玉菌と呼んでいます。乳酸菌やビフィズス菌がその代表選手ですが、これらの発酵菌の働きは、人体に必要なアミノ酸やビタミン、免疫物質などの数々の栄養素の生産です。腸内環境が善玉菌優勢になると、血液がきれいになります。サラサラ流れる血液環境で、細胞はとても生活しやすくなり、イキイキしてきます。

ですから、いくら乳酸菌飲料を飲んだところで、食べすぎている限りは、ほとんど効果がないということになります。腸内環境の改善にいちばんの対策となるのは、何よりも、少食や断食で腸内の燃焼状態をよくすることなのです。

燃えつきない脂は、血管に付着してしまう

コレステロールや中性脂肪などの燃えつきない脂が、血管にまとわりついた状態は、不完全燃焼でくすぶったススが煙突に詰まった状態にたとえられます。血管にくっついた脂は、時間とともに酸化していきます。

かたい鉄にサビがとりつくと、鉄はボロボロに崩壊していきますが、血管にとりついた脂も、さびついてかたくもろくなる状態を引き起こします。この状態を、動脈硬化と呼んでいるのです。

心臓をとり巻く環状動脈に脂がはりついて、さびついた病気を心筋梗塞といい、脳をとり巻く血管がさびてしまった症状が脳梗塞です。また、肝臓壁に脂がくっついて細胞がかたくもろくなった状態を、肝硬変といいます。

かたい床にボールを落とすと、高くはね上がりますが、畳やじゅうたんにボールを落としても、はね上がりません。それと同じように、かたくなった血管壁が心臓の圧力を吸収できなくなると、血圧が上がるのです。血管が弾力性に富んでいれば、心臓の圧力を吸収してくれるので、血圧は上がらないのです。

高血圧の本当の原因は塩分の過剰摂取ではなく、血管に付着した燃えつきない脂などのススなのです。

体内にくすぶったススや有毒ガスが老化をまねく

小川の清流では、水がサラサラと流れています。「流水は腐らず」といいますが、流れる水にはエネルギーが宿るため、小川の水を分析してもバイ菌はほとんど検出されません。川底も澄んでいて、きれいですね。酸素やマイナスイオン、ミネラルいっぱいのおいしい、生命力の高い水の状態です。

ところが、川の下流に来ると、流れがゆっくりとなり、あちこちにふきだまりができます。水の流れが滞ったふきだまりでは、虫がわき、悪臭が立ち込め、ヘドロが川底にたまって、バイ菌だらけの腐敗した死んだ水の状態になっています。

人間も同じで、血液の流れが滞るとウイルスに感染しやすくなり、わきがや口臭、体臭がひどくなり、目やにや吹き出物、フケやあかなどの老廃物が多くなります。血管にはコレステロールや中性脂肪といったヘドロがへばりついて、病原菌にとって居心地がよい、よどんだ川状態の血液になってしまいます。

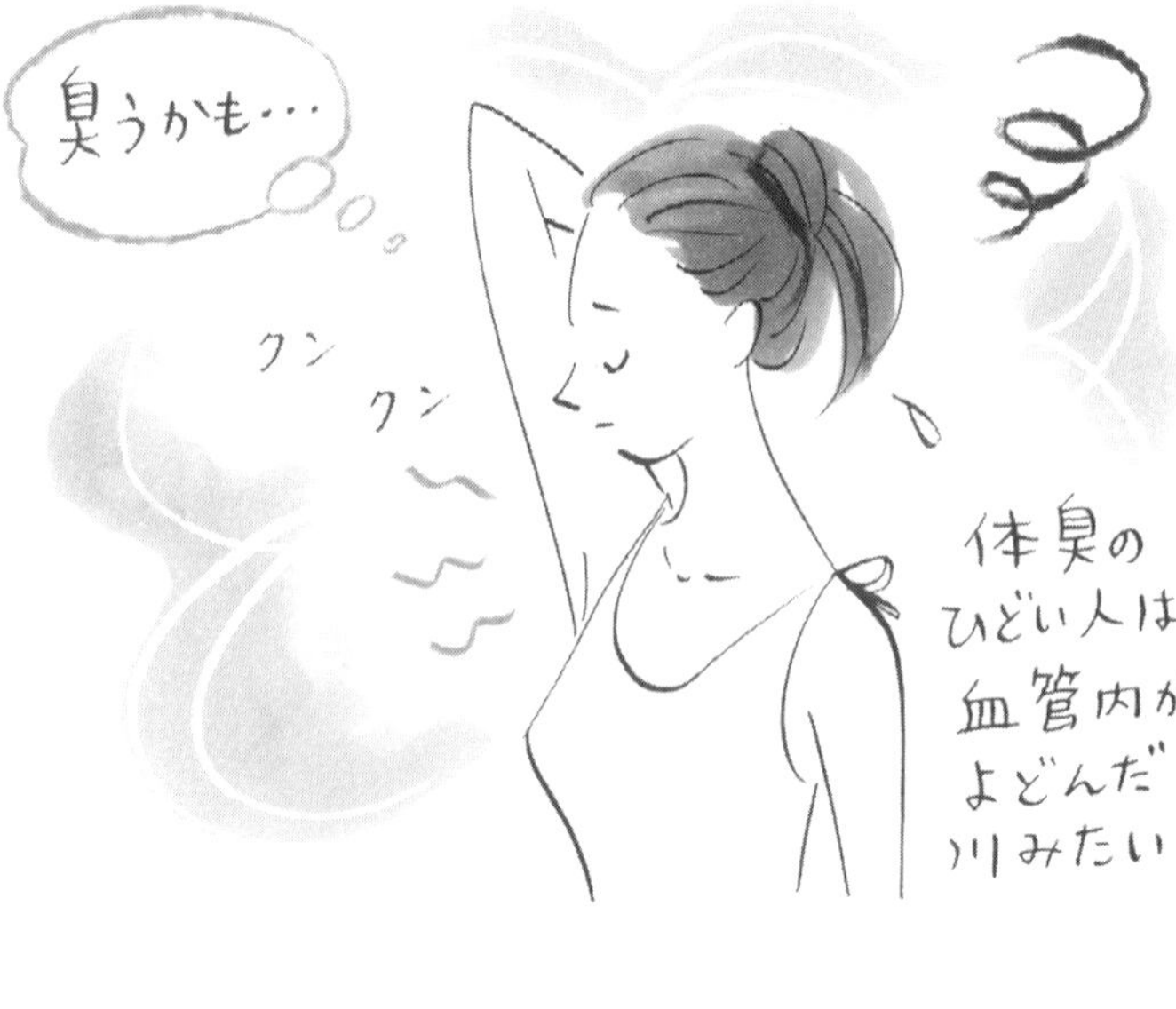
臭うかも…
クン
クン
体臭のひどい人は血管内がよどんだ川みたい

また、老廃物によって血液が酸性化すると、酵素やホルモンといった若返り物質の働きも悪くなります。シミやソバカス、ホクロやシワが顔に増え、骨がもろくなり、脳も萎縮《いしゅく》してボケやすくなり、体全体が活力をなくしていきます。

このように、食べすぎて不完全燃焼したススや有毒ガスが作り出すものが、老化現象なのです。

胃腸の気持ちになって考えてみよう

みなさんは、胃腸の声に耳を傾けたことがありますか。胃腸からのメッセージに耳を澄ませると、さまざまな情報を受け取ることができます。

「もう食べてもいいよ」という胃腸からの声が、「グー」と鳴るGoodな空腹状態です。反対に「グー」と鳴らなければ、「まだいらないよ」ということです。

多くの人は、時間が来るたびに、当然のように食事を口にしていますが、はたして胃腸の受け入れ態勢はどうなのでしょう。胃腸の気持ちになって考えてみましょう。

私たちは、休みなしに仕事が2~3週間続くと、「ゆっくりしたい」とか「のんびりしたい」とか、「たまには旅行にでも出かけたい」とか思いますよね。ところが、みなさんの胃腸は、365日休むことなく朝、昼、晩、働き続けているのです。しかも食べすぎの傾向にある人の胃腸は、毎日が残業なのです。

胃腸に感謝をせず、酷使している状況は、長時間にわたって低賃金労働を強いている状態と一緒です。しまいには、胃腸がストライキを起こして働かなくなる可能性だってあります。食欲不振や口内炎、胃炎、胃潰瘍などで食べられなくなる状態は、胃腸のストライキ状態とみることができます。

みなさんの胃腸がいま、いちばんしたいことははたしてなんでしょう。

胃腸を休ませると、燃費のよい体になる

胃腸はまちがいなく、「のんびりしたい」とか「ゆっくりしたい」と考えているはずです。胃腸がいちばん欲しいのは、長期間のバカンスなのです。だとしたら、有給休暇を与えてみてはどうでしょう。きっと、とても喜んでくれるはずです。

長年、忠実に働き続けてくれた胃腸さんへの感謝の表現が、断食なのです。2~3日の断食で胃腸が休まると、胃腸は労働意欲を増して、元気に現場復帰してくれます。そうすると消化吸収力がよくなり、燃費のよい体になります。

食べてもなかなか太れない人というのは燃費の悪い人で、排気ガスをまき散らして体内環境汚染を引き起こしている状態です。ところが、断食により、胃腸のエンジンの性能がよく

なると、ハイブリッドカー並みに燃費が改善されるのです。やせの大食いだったのが、少しの食べ物で太れる燃焼効率のよい体によみがえります。

反対に肥満の人は、断食で、滞ったエンジンオイルの循環がよくなるため、余分な脂分を要求しなくなります。腸にへばりついた脂の代謝がよくなると、やせ始めます。断食は、やせ型の人にも太りすぎの人にも効果があるのです。

胃腸の気持ちになると感謝の念がわき、食べすぎに歯止めをかけることができます。

食べないことは心地いいと実感できる

食べすぎるときは、なんとなく、惰性的に気をまぎらわせるために食べていることが多いようです。食べ物の味も、意外とわからなくなっていることがあります。

また、胃腸が弱った状態では、精神的には考え事が多くなり、取り越し苦労ばかりをするような神経質な性格をつくってしまいます。細かいことが気になって、重箱の隅をつつくようなことを言って人を責めたり、人に仕事を任せることができなくなったりもします。

気持ちが安定せず、コロコロ移り変わるようになり、趣味も仕事も一つのことに集中して打ち込むことができなくなります。未来のことを心配し、過去の出来事にとらわれて、ああでもない、こうでもないと考えすぎて、しまいに、胃に穴があくほどの胃潰瘍になってしまうのです。

ところが胃腸が休まると、元気百倍となり、消化吸収力が増し、何を食べてもおいしく感じられるようになります。なんでもおいしく、ありがたいと感じて食べられるようになると、「物がなくても、お金がなくても、あるがままで幸せ」という感覚が自然にわきあがってきます。物質的にはけっして恵まれていなくとも、イノチがあるだけで、本当に幸せであることに気づくのです。

食べないことの心地よさが実感できると、体が重くなったとき、「よし、断食して、重荷を解放しよう」と思えるようになります。重圧という心の重荷も、じつは、体が重いことからきていることが多いようです。食べたあとは体が重くなり、牛のようにゴロゴロしていたという経験があるでしょう。食べすぎたあとは、人間は思うように動けなくなるのです。過食の傾向が続くと、何事もおっくうになり、思うばかりで実行できなくなります。

けれど、断食や少食で胃腸を休めてあげると、体が軽くなり、動けるようになるのです。気持ちも軽くなり、心にウキウキ感やワクワク感が出てきて、「トキメキ」を感じられるようになります。生かされていることに感謝でき、自然に「おかげさまで」という気持がわきあがってきます。そしてフットワークが軽くなり、軽快に行動できるように変化していきます。

断食のおもしろいのは、そのような変化を体感できる点です。断食で食べないことの心地よさを、ぜひ味わってみてください。きっとやみつきになりますよ。

プチ断食ダイエットは体の修復、還元、若返りを促す

人間は体内酵素によって生かされている

人間の体内には、3千種類とも5千種類ともいわれる生体酵素があるそうです。その生体酵素によって、新陳代謝が営まれています。酵素とは、体を日々新しくよみがえらせる大工さんのようなものなのです。その大工さんに指示を与える棟梁《とうりょう》に相当するのが、ホルモンで、このホルモンの命令に従って酵素が働き、体は維持・管理されているのです。

人間は酵素によって生かされているといってもよく、酵素がなくなった状態が死であるととらえるとよいでしょう。酵素のむだ使いをなくして、いかに酵素を温存しておくか、というのが長寿の秘訣のようです。いま、最先端の医学は、酵素と若返りの関係を究明する酵素栄養学になりつつあります。

その生体酵素のうち、80％の酵素の使い道は消化です。消化とはまったく見ず知らずの食べ物を自分の体に同化させるというイノチの営みで、大量のエネルギーを必要とするものですが、そのプロセスではさまざまな酵素が使われます。

唾液のなかに含まれるアミラーゼはデンプン分解酵素で、胃から分泌されるペプシンはタンパク質分解酵素、小腸で脂の分解を担う胆汁も酵素です。

このように人体では、分業によって消化活動を行っていますが、その役割の中心が酵素なのです。

食べすぎは酵素のむだ使いをまねく

生体酵素の残りの20％が、体の傷の修復やとり込んでしまった化学物質などの解毒を行う修復・解毒酵素です。ところが、食べすぎの人の場合は、80％の酵素では消化が追いつかなくなってしまうのです。

そうなると、90～95％もの大量の酵素が消化に動員されるため、解毒や修復に酵素の原料のアミノ酸がまわってこなくなってしまいます。とくに油ものや動物性の食べ物は消化に時間がかかるため、これらを食べすぎると胃にもたれたり、胸やけがしたりして、酵素のむだ使いが起こります。

肉や魚、卵やハム、ウインナーソーセージ、ハンバーグ、チーズやバターなどの動物性の食べ物は、胃を通過するのに3～5時間もの時間がかかります。タンパク質の結合がかたくて分解しづらい動物性タンパク質や、体内で燃焼しにくい動物性の脂分の分解には、大量の酵素が必要なのです。

一方、煮炊きした穀物や野菜では、胃を通過する時間が1時間たらずなので、動物性の食べ物と比べると、使う酵素を3分の1から5分の1に節約できるのです。

断食すると、消化酵素が体の修復にまわる

肝臓には2千種類もの酵素が集まって、700種類にもおよぶ働きをしているといわれています。肝臓は、まさに人体の化学工場と呼んでもよいでしょう。

その肝臓の酵素も、食べすぎていると消化活動にもっていかれてしまい、肝臓にまわってこなくなります。そうすると、肝臓が担う毒性物質の解毒や、アミノ酸やホルモン、免疫物質の合成などの働きが悪くなり、血液中に老廃物がたれ流されて、血液が汚れることになります。

けれど断食をすると、消化に使っていた80％の酵素の原料のアミノ酸が、すべて修復や解毒にまわされるようになります。そのため、体には劇的な改善効果が現れるのです。たとえば、やけどなどの傷や骨折の治りが非常に早くなります

断食の効能は、体内酵素を温存し、むだ使いをなくすことで新陳代謝能力を高め、若々しい体を維持することにあるのです。

人は食べることで酸化エネルギーを得ている

食べることとは、食べ物を胃腸で燃やすことでエネルギーを得ている状態です。ことばを変えれば、「食べ物を酸化させ、酸化（熱）エネルギーを得ること」といってもよいでしょう。ここで問題なのは、酸化によって活性酸素という燃えカスが大量に発生し、さまざまな悪さをするということなのです。

本来は病原菌などを攻撃し、排除するために使われる活性酸素ですが、過剰な活性酸素は、血液にダメージを与え貧血の傾向をつくったり、ベタベタ、ドロドロの流れの悪い血液をつくりだしたりします。その結果、肩や首がこるなどの症状や節々の痛みが出てきます。

また、過剰な活性酸素は細胞を破壊し、アトピー性皮膚炎のような症状を引き起こしたり、遺伝子に傷をつけてがんになりやすい状態をまねいたりもするのです。

酸化は、「老化」と呼んでもよく、この老化を引き起こす活性酸素によって生じた過酸化脂質を、体にとりつく「サビ」ととらえるとわかりやすいと思います。

人間は、食べる量が増えるほどにサビも増えていきます。夜、私たちが寝静まってから、肝臓や腎臓が酸化によって生じたサビを落とす作業をしてくれているのです。ところが、夜遅くに食べると、胃腸のなかで一晩中食べ物が酸化し続けるので、サビが蓄積します。そして、血管や細胞がさびついて、動脈硬化や脳梗塞、心筋梗塞などの、かたくもろくなる病気をまねいてしまうのです。

食べなければ酸化作用に歯止めがかかる

酸化は人間の活動エネルギーをつくりだす大事な働きですが、一方で物質の老化を早め、寿命を縮めるというマイナスの作用をもっています。いやおうなく体内に侵入する食品添加

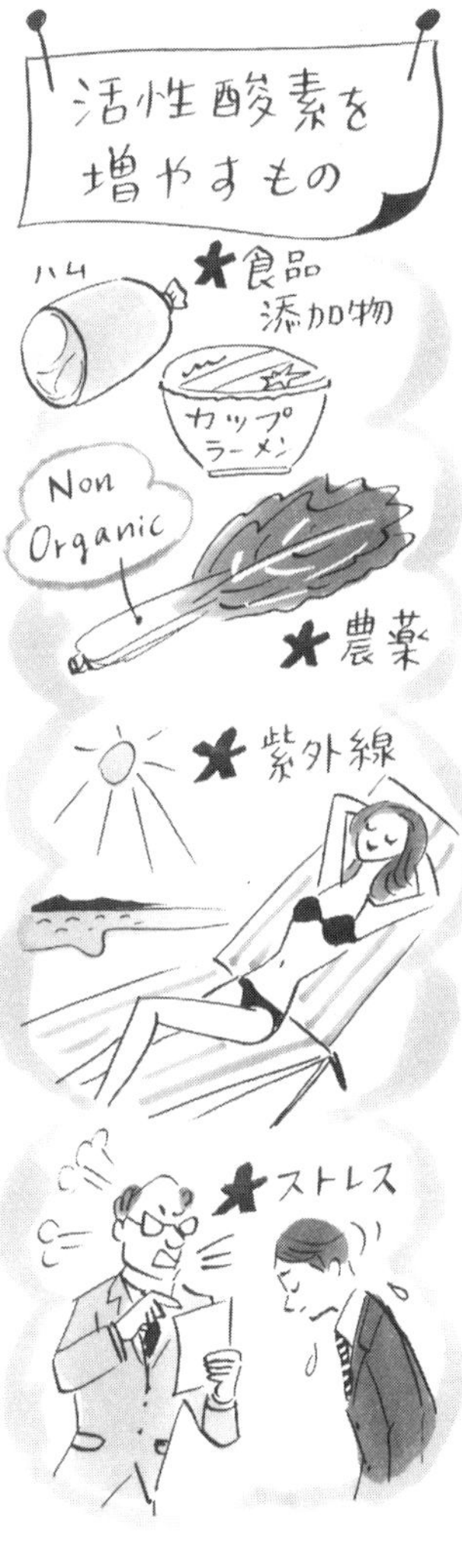
活性酸素を増やすもの
ハム
★食品添加物
カップラーメン
Non Organic
★農薬
★紫外線
★ストレス

物や農薬が入ってきたときにも、活性酸素が増えることがわかっています。また紫外線やレントゲンなどの放射線を受けたときや、精神的なショックやストレスを受けたときにも、活性酸素が大量発生するのです。

ところが食べることをやめると、食べ物の酸化作用に歯止めがかかるため、活性酸素の発生が抑えられ、老化を予防することができるのです。それによって肌のツヤもよくなり、全身の若返りが促進されます。

脱酸素剤である〝エージレス〟が、食品のパッケージのなかには必ずといっていいほど入っていますが、これは酸素を取り除くことで、老化（エージ）を防いで（レス）いるのです。人間の場合は、食べないことがエージレス効果を生むわけです。

少食、素食、プチ断食は体の還元力を高める

食べることが酸化作用であるのに対し、食べないことは還元の働きであるととらえるとよいでしょう。還元とは、酸化してさびつき、本来の機能を失ってしまった細胞に活力を与え、もとどおりの元気な姿に戻す働きをいいます。サビとりをするお掃除屋さんと呼んでもよいかもしれません。還元のことを別名「若返り」ともいいます。

少食や素食、プチ断食をしていると、この還元力が高まって、さびつかない細胞や血管、

若々しい肌を維持することができます。それどころか、サビだらけのボロボロの血管を、ピカピカの血管によみがえらせる力が生まれてきます。そうやって還元力が高まると、肌のツヤがよくなり、体も軽くなって、気持ちは明るく前向きになります。

その還元力の中心を担うのが、酵素なのです。

酵素は体温と関係が深く、体温が1度下がると50%も働きが低下することがわかってきました。だから、低体温の人では、消化酵素も修復酵素も働きが悪くなります。その結果、消化不良や下痢が引き起こされたり、やせの大食いやアレルギーの傾向が出やすくなったり、また老化をまねきやすくなったりします。実際、がんやアレルギーの人には、低体温の傾向の人が多くみられます。

還元力を高めるには、体を冷やさない対策も必要なのです

プチ断食で若返りがかなう

鳥が寒い冬に卵を抱いてかえすとき、どうやって卵を温めているかというと、断食して温めているそうです。断食すると、胃腸にあった血液が全身に行き渡り、皮膚表面にも十分に供給される結果、体が温まり、卵をかえすことができるのです。

反対に食べすぎていると、消化吸収に必要な血液が胃腸に集中するため、手足や皮膚表面

から血液が不足して冷えてきます。

「冷え性は、食べすぎが原因である」、といってもよいかもしれません。断食には、体を温めて冷え性を改善し、酵素の働きを高めて還元する力、若返る力を強める働きがあるのです。

酵素の働きは、体液の酸・アルカリ度＝pH《ペーハー》値と関係があります。健康な人のpH値は7・4くらいの弱アルカリ性で、この体液の状態のときに、酵素の働きが高まることがわかってきました。ところが、肉や砂糖などの酸性食品といわれる食べ物を食べすぎると、血液のpH値が酸性に傾くので、その働きは急激に悪くなるのです。

そんな状況のときにプチ断食をすると、肝臓や腎臓での浄化力が高まり、血液がもとどおりの弱アルカリ性の状態に戻りやすくなります。そうなると、酵素も安心して元気に働けるようになるのです。

体の修復力や解毒力を高め、還元作用である若返りを促す秘訣がプチ断食なのです。

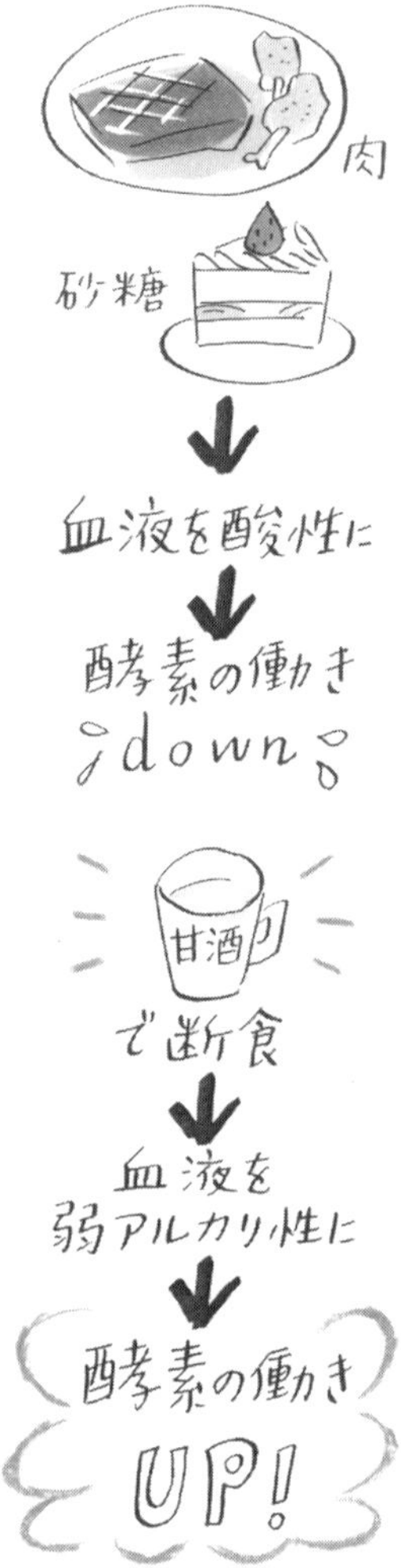
肉
砂糖
血液を酸性に
酵素の働き
down
甘酒
で断食
血液を
弱アルカリ性に
酵素の働き
UP!

プチ断食ダイエットは、うつなどの精神不安にも効果大

おなかがかたいと、うつになりやすくなる

最近、うつ病にかかる人が100万人を突破したという報道がなされましたが、なぜそんなに心を病む人が増えたのでしょうか。その背景には、たび重なるストレスが存在します。それによってゆとりをなくした「心の動脈硬化」が、本当の問題なのです。

では、「心の動脈硬化」を引き起こした原因とは何でしょう。「……ねばならない」とか「……であるべきだ」などの、完璧主義と成功主義が脳にインプットされると、私たちはそこに至るプロセスを楽しむことができなくなります。また、結果だけにとらわれることで、できない自分が情けなくなり、自己嫌悪の気持ちも強くなって、自己を処罰する傾向も出てきます。

私たちは、人よりもより多く働き、より多くの情報を得て、より多く稼ぎ、より多くの物をもち、より高く評価されようと必死にがんばってきたのではないでしょうか。そうすると、潜在意識のなかに「もっともっと」という欠乏感がインプットされるので、いくら物が豊かになっても、けっして満足できない状況に追い込まれていきます。「勝ちたい」という思いは、一方で緊張を生みだし、意識下で負けることへの不安や恐怖を生みだしてしまうのです。

そういう状態で引き起こされるのが、「心の動脈硬化」なのです。心のしなやかさを失うと、他人の

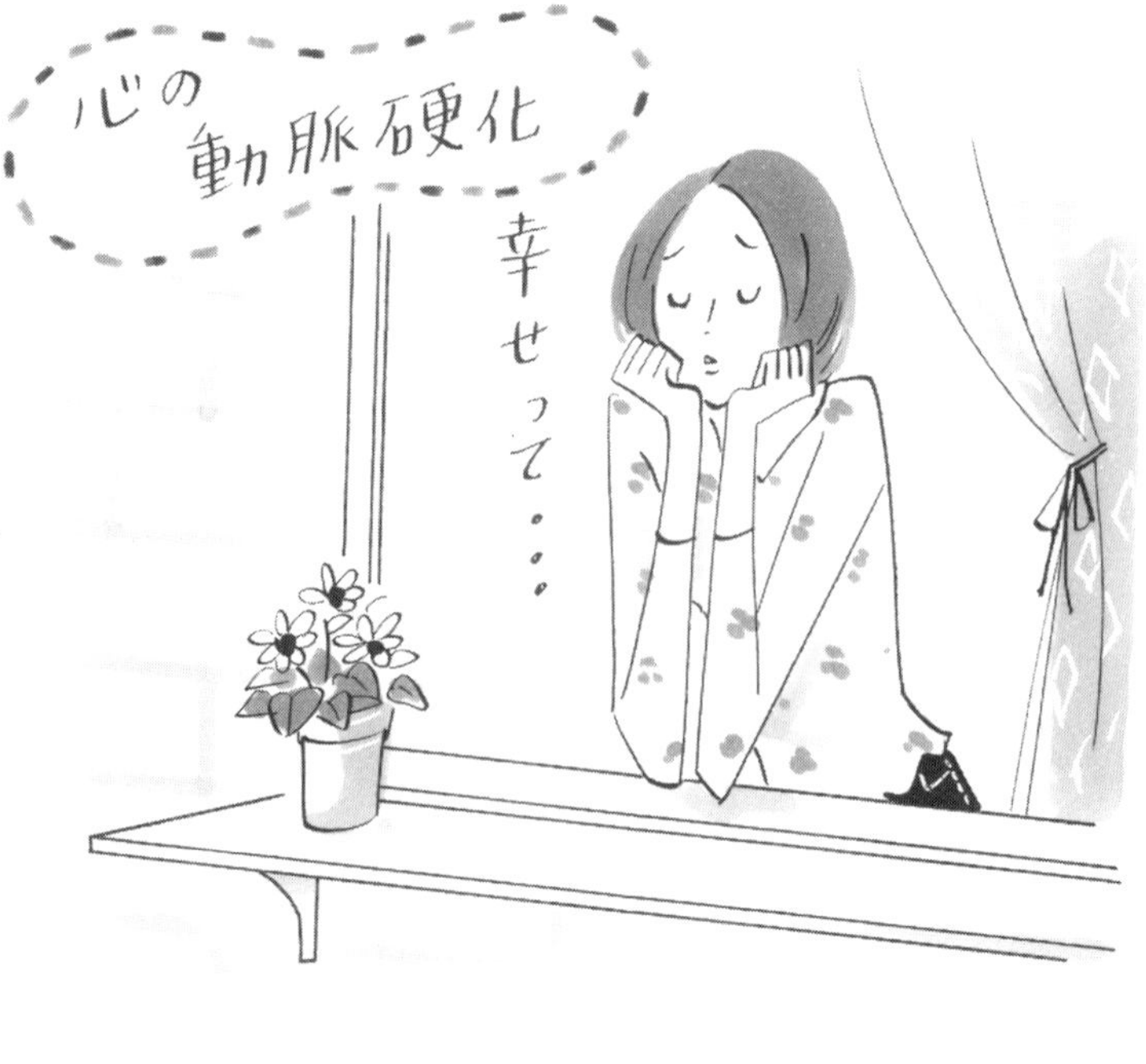

気持ちを感じとる共感能力（思いやり）がなくなり、集団のなかで調和を保つことができなくなります。また、自分自身に対しても共感する力を失って、被害妄想や自己中心的な性格、自己防衛本能が働き、心も体も萎縮していきます。そうして感情を上手にコントロールできなくなり、糸の切れた凧《たこ》の状態になってしまうのです。

そのようなストレスによる緊張状態は、筋肉の硬直状態を引き起こします。私はこれを、「脱力難症候群」と呼んでいます。うつ病や心を閉ざす症状は、いずれも「脱力難症候群」であり、そのような体の状態が、「幸せが感じられない」「トキメキがない」「イキイキとした充実感がない」「満足感がない」などの心の状態をつくります。

体に現れる症状としては、呼吸数や心拍数の増加、血圧や血糖値の上昇、筋肉の緊張、過食の傾向などがあります。ひどくなると、現実から抜けだそうとする態度や、聞く耳をもたないといった態度をとったりもします。

こうした「心の動脈硬化」を起こした人に共通するのが、じつはおなかがかたいということなのです。

脳とおなかはつながっている

おなかがかたいと血管もかたくなり、その結果、筋肉もこわばるのです。『病気にならない生き方』（小社刊）という本を書かれた内視鏡ポリープ手術の第一人者である新谷弘実ドクターは、「腸壁がかたい人は血管もかたい傾向にある」といっています。脳も無数の血管によってできあがっているわけですから、おなかがかたい人は頭もかたくなりやすいのです。

そのような頑固な人、人の話に耳を傾けない人、いわば自己中心的な人は、腸をゆるめてあげると、頑固さや我欲がなくなっていきます。この場合、おなかに宿便というヘドロがたまり、弾力性を失って、血管も弾力性がなくなっているので、断食でおなかの宿便を抜いてあげると、血管がしなやかになり、かたかった腸がゆるんで頭もゆるみます。

脳梗塞や認知症の人に共通するのも、おなかがかたいという点。また、腸壁がかたくなることで、脳が萎縮した状態をまねいたのがボケ症状です。

宿便によって弾力性をなくした血管は、詰まったり、切れたりするのですが、やはり断食による宿便とりで、そのような症状も改善しやすくなります。

穀物菜食やプチ断食が、腸壁の弾力を戻す

「心にしなやかさをもたらすには、筋肉の緊張をゆるめてあげるとよい」、とバランスセラピー療法の美野田啓二理学博士（『「バランスセラピー学」入門』〈現代書林〉の著者）は提唱しています。皮膚にそっとタッチしてあげると筋緊張がゆるみ、その結果、筋肉に蓄積してい

た抑圧されたストレスが解消し、脳のひずみもとれるのだそうです。

そうすると「自分自身をゆるし、励ます能力」が生まれ、心身ともにリラックスできて、共感や調和といった適応力が戻ってくるということです。その筋肉をリラックスさせてあげるもう一つの方法が、腸の改善にあるのです。

動物性の食品や白砂糖をとりすぎると、尿酸や乳酸という疲労物質や腐敗毒素が大量に発生し、これが腸壁に刺激を与えるため、腸壁がかたくなっていきます。食べすぎた場合も、同様です。

イノチある穀物や野菜を中心とした食事に切り替えると、腸壁に弾力性が戻ってきます。とくにプチ断食は、ヘドロが積もり積もってこりかたまってしまった腸壁の改善に、何よりも即効性のある方法なのです。

腸内細菌は、食べ物によって違うホルモンを作る

東洋医学の立場からみると、皮膚と大腸と大脳は一つの経絡でつながっており、また発生学からみても、それらの臓器は同じ外胚葉からできあがっています。そのため、大腸の汚れが皮膚のトラブルをまねく原因になり、大腸の腐敗毒素が脳にも悪影響をもたらすのです。

昔の人は、腸と脳がつながっていることを体験的に知っていたようで、「腹が立つ」とか

「腸《はらわた》が煮えくりかえる」「腹にすえかねる」「腹黒い人」という表現が生まれました。腸内環境が悪化すると、怒りや恨み、不安、恐怖、猜疑《さいぎ》心、執着心などのマイナスの感情が生まれるということでしょう。

実際、動物性食品を食べると、腸内細菌が作りだすアミノ酸に異変が生じ、脳内にはアミノ酸チロジンの濃度が高まり、それによってドーパミン系の神経ホルモン（人間の喜怒哀楽を支配し、覚醒《かくせい》、快感ホルモンとも呼ばれる）が増えることがわかってきました。肉を食べるとスタミナがついたような気がするのは、このホルモンの覚醒作用のためです。

また、動物性食品の過食からアドレナリンという闘争ホルモンや、ノルアドレナリンという恐怖のホルモンの分泌が増えることもわかってきました。肉食動物の気性が荒いのも、その原因は腸内細菌が作りだすホルモン物質の違いにありそうです。人に対して攻撃的、批判的になったり、対人恐怖や人見知りがひどくなってきたら、動物性食品を控えるとよいでしょう。

また、動物性食品の過剰は脳内ドーパミンの作用を高めて、恐れ、怒り、憎しみなどの感情を強めるとともに、快感を求めて欲望に走りやすい性格をつくります。そうして我欲が増して、物質的なものを限りなく追い求めるようになります。

一方、穀物や野菜中心の食事をしていると、腸内細菌が健全化して、腸内細菌によって作りだされるアミノ酸のバランスがよくなります。そのため、脳内にアミノ酸トリプトファンの濃度が高まり、それによって鎮静ホルモンと呼ばれるセロトニンや鎮痛ホルモンや幸せホルモンと呼ばれるβ《ベータ》エンドルフィン、睡眠ホルモンと呼ばれるメラトニン（前向きな気持ちにするホルモン）などの分泌が増えるのです。

これらのホルモンは、抗ストレスホルモン（脳内麻薬）と呼ばれるもので、不安や恐怖、

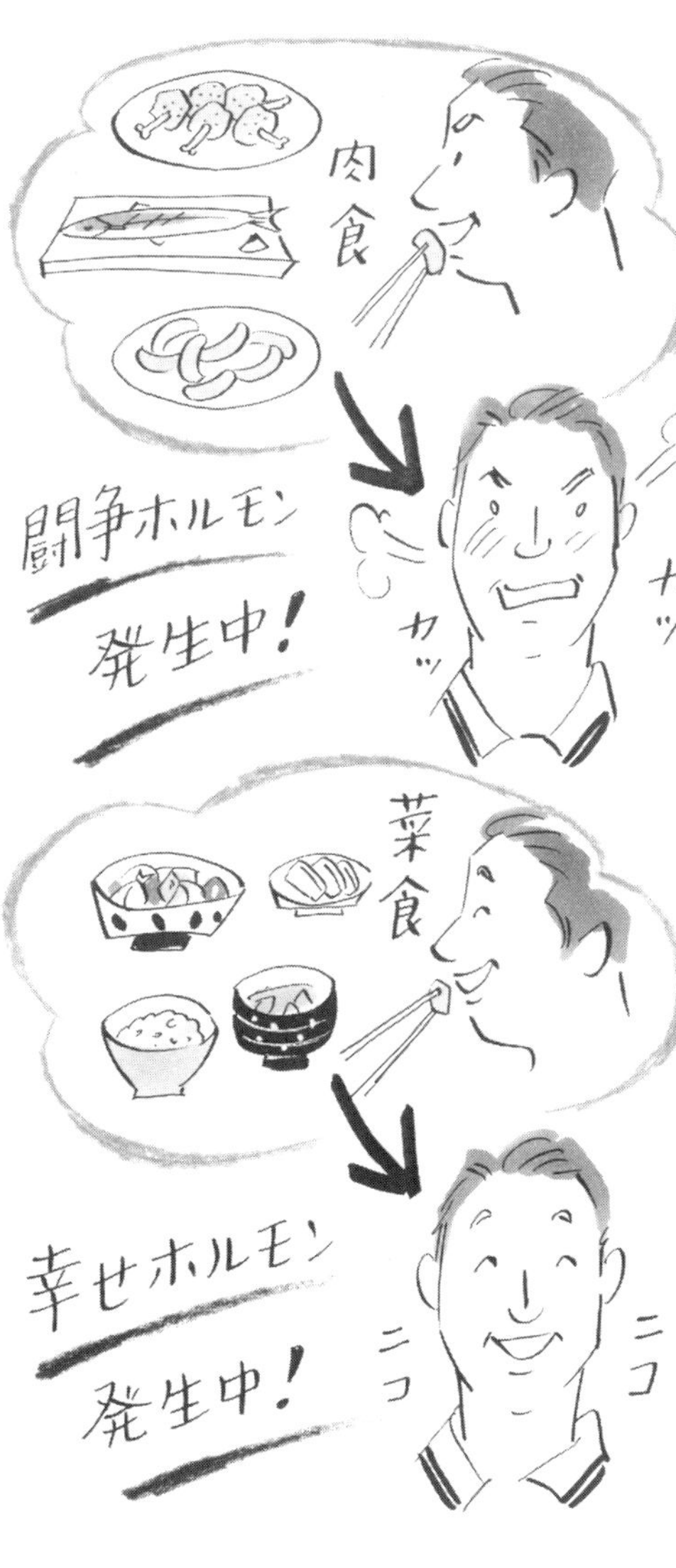
肉食
闘争ホルモン
発生中!
カッ
カッ
菜食
幸せホルモン
発生中!
ニコ
ニコ

怒りを鎮め、うれしいとか、楽しいとか、幸せという前向きな気持ちに変えてくれます。このようなホルモンが増えると、快感ホルモンや闘争ホルモンの分泌が抑えられて、己《おのれ》の分《ぶ》をわきまえ、足るを知って、自然の恵みに感謝できる、辛抱強い性格が養われていきます。

腸内細菌をよい状態にして、「腸能力」を発揮しよう

昔の人は腸内細菌のことを「ムシ」と呼びました。腸内に悪玉菌が多いと、「虫の居所が悪い」とか、「疳《かん》の虫をおこす」、「腹の虫がおさまらない」状態をまねきます。反対に善玉菌が優勢になると、「虫の知らせ」といって、目に見えないエネルギーや情報をキャッチする能力（＝腸能力）が高まり、以心伝心で思いを伝え合うことができるようになります。

私の場合、穀物菜食をしている人と出会うと、気心が通じるのか、すぐに親しくなれます。これは腸内細菌のバランスが穀物菜食中心の食事によって共通しているので、以心伝心で気持ちが素直に伝わるからなのでしょう。

反対に、警戒心や敵対心や競争心を強く感じて、なんとなく近づきがたい人がいますが、それもまた腸内細菌の違いなのかもしれません。そういう人は、決まって動物性の食べ物の摂取が多いようです。

腸内環境を整えると、人を思いやることができる

おなかに悪い虫が増えると、我欲がはびこり、自分さえよければという気持ちから、奪い合いである戦争やテロ、犯罪が横行することになります。反対によい虫は、あるがままで幸せであることや感謝、小さなことに感動できる心と共鳴するようです。

そのようなよい虫をもつ人が増えれば、お互いのことをいたわり合ったり、助け合ったり、励まし合ったり、認め合ったり、分かち合ったりする世の中に変わっていくでしょう。

腸内環境をととのえることで、人を思いやることのできる人が増え、夢や希望、愛に満ちた星に、地球をよみがえらせることができるかもしれません。21世紀はまさに、「腸内会」の時代ですね。

目に見えない「ムシ」と呼ばれた腸内細菌が、目に見えない情報をとらえる大本なのでしょう。

細菌は、皮膚にもたくさん棲《す》んでいて、宇宙からもたらされる膨大な情報をキャッチし、大腸を経由して、脳にその情報をもたらしてくれています。これを研ぎ澄ませていくと、インスピレーションやひらめき、創造力、直感力といった感受性が豊かになっていきます。

そうなれば、生命の危険や不幸を避けられ、イノチを躍動させてくれるような情報をキャッチすることで、よりイキイキした生き方ができるようになるでしょう。

プチ断食ダイエットは、心のススはらいにもなる

「腹がすわる」とか「腹が決まる」「腹をくくる」とかいいますが、これらは、腸内環境が安定すると気持ちが安定し、ブレなくなるということを表している言葉です。

このような状態になると、人目を気にしたり、人と比べたりして焦ったり、劣等感を感じたりすることがなくなり、ストレスが解消されていきます。そして、人間の中心軸が定まることで、生きる目的がしっかりと見えてきて、いろいろな出来事や情報が「腑《ふ》に落ちる」ようになります。

そうなるためには、中心軸となる、365日食べても飽きない食べ物を食事にすえることが大切です。ごはん、みそ汁、漬物などが中心にすわると、心も体も安定してくるのです。

さらに断食をすれば、おなかがきれいに掃き清められ、物質的なものへの執着がなくなっていきます。名誉とか地位とか権力、学歴、お金などへのこだわりが減り、「あるがままで幸せ」という感覚、「生かされている」「ありがたい」「もったいない」「おかげさまで」というような気持ちに自然になれるのです。

「腹」という人体の中心軸が定まることで、心と体が安定し、美しい人生の回転運動が始まります。たとえ物質的なものが少なくても、「生きているだけでうれしい、楽しい、幸せ」といって暮らすことができるようになります。執着をなくすという、心のスス払いのための

最高の手段が食事の改善であり、また少食やプチ断食なのです。

断食で腸がきれいになると、執着がとれる

心が動脈硬化を起こして、身動きがとれない状況になってしまった人にとって必要なのは、

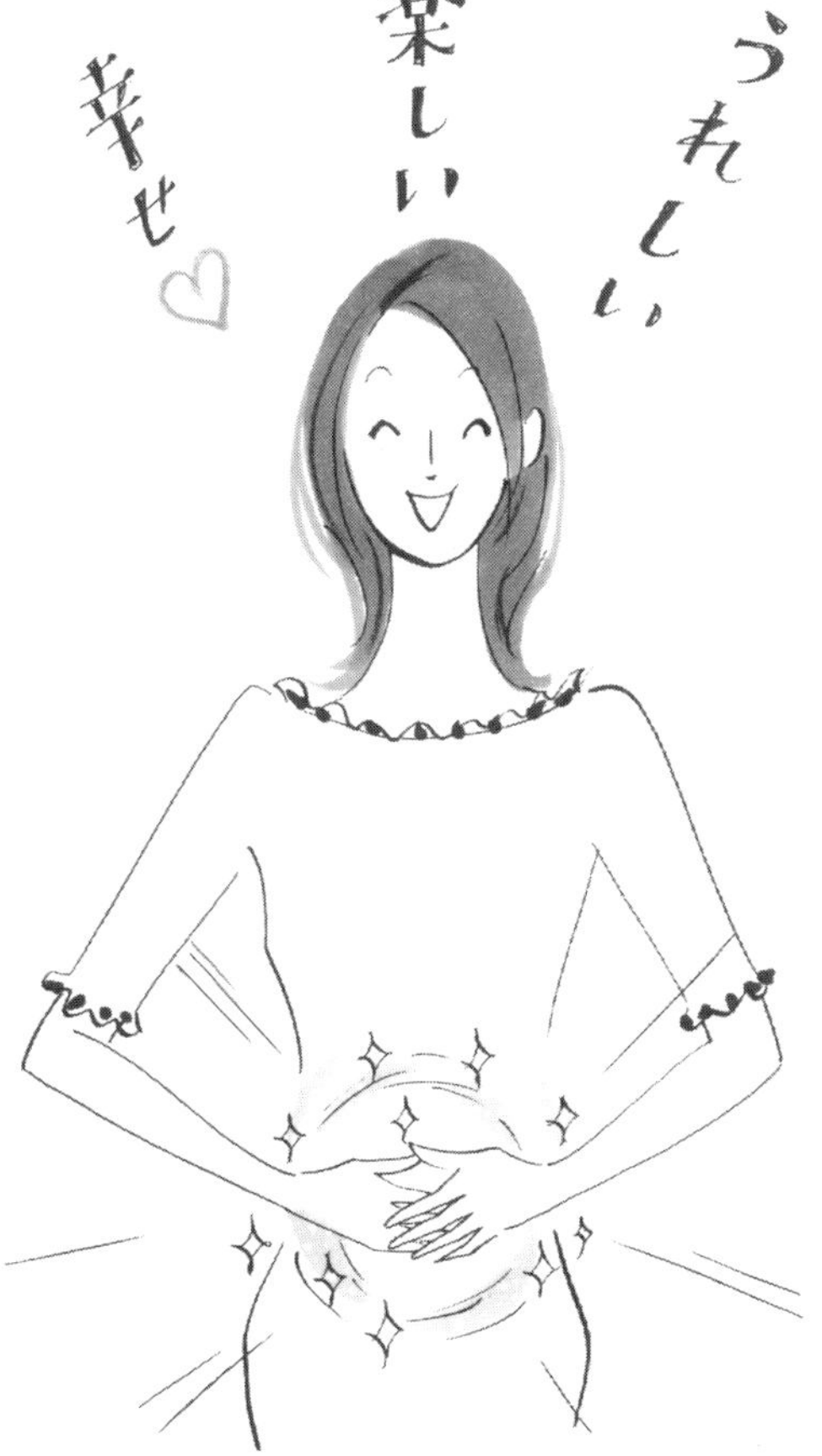

完璧さを求めないことです。あるがままで自然体になり、力を抜いて生きることが緊張をゆるめる早道です。沖縄の「なんくるないさぁ（なんとかなるさぁ）」精神で、「あしたはあしたの風が吹く。あしたのことは心配せず、きょう一日を精いっぱい生きよう」という気持ちです。

海で溺れそうなときには、焦れば焦るほど体は緊張し、沈んでいきます。ところが、開き直って死を受け入れ、海に体をゆだねたときに、緊張がゆるんで、自然に体は浮かび上がるのです。

断食をすることで腸がきれいになるに従って、執着というものもはがれ落ちていきます。だから、断食中に買い物に出かけても、何も買わずに帰ることがしばしばあります。物が欲しいという気持ちがなくなるのは、目に見えない「幸せ」というエネルギーに包まれているからなのかもしれません。

食べ物を減らすと、あるがままで幸せに

この世の中は、じつは目に見えるものより、目に見えないもののほうが多いのです。目で見える情報は、全体の情報の１％くらいだといわれています。では、目に見えないものには、どうしたら気づけるのでしょうか。それは感じる＝feelということなのです。

本当は目に見えないもののほうが、目に見えるものよりも大切である、ということを、みんな心の奥で知っています。「ゆとり」とか「まごころ」とか「愛」とか「イノチ」とか、本当に大事なものは、目には見えないのです。

その目に見えないものの大切さやありがたさに、自然に気づかせてくれるのがプチ断食です。

人間は目に見えるものを少なくすると、目に見えないものがふえるようです。物質的なものを減らすと、非物質的なものが増えると言い換えて

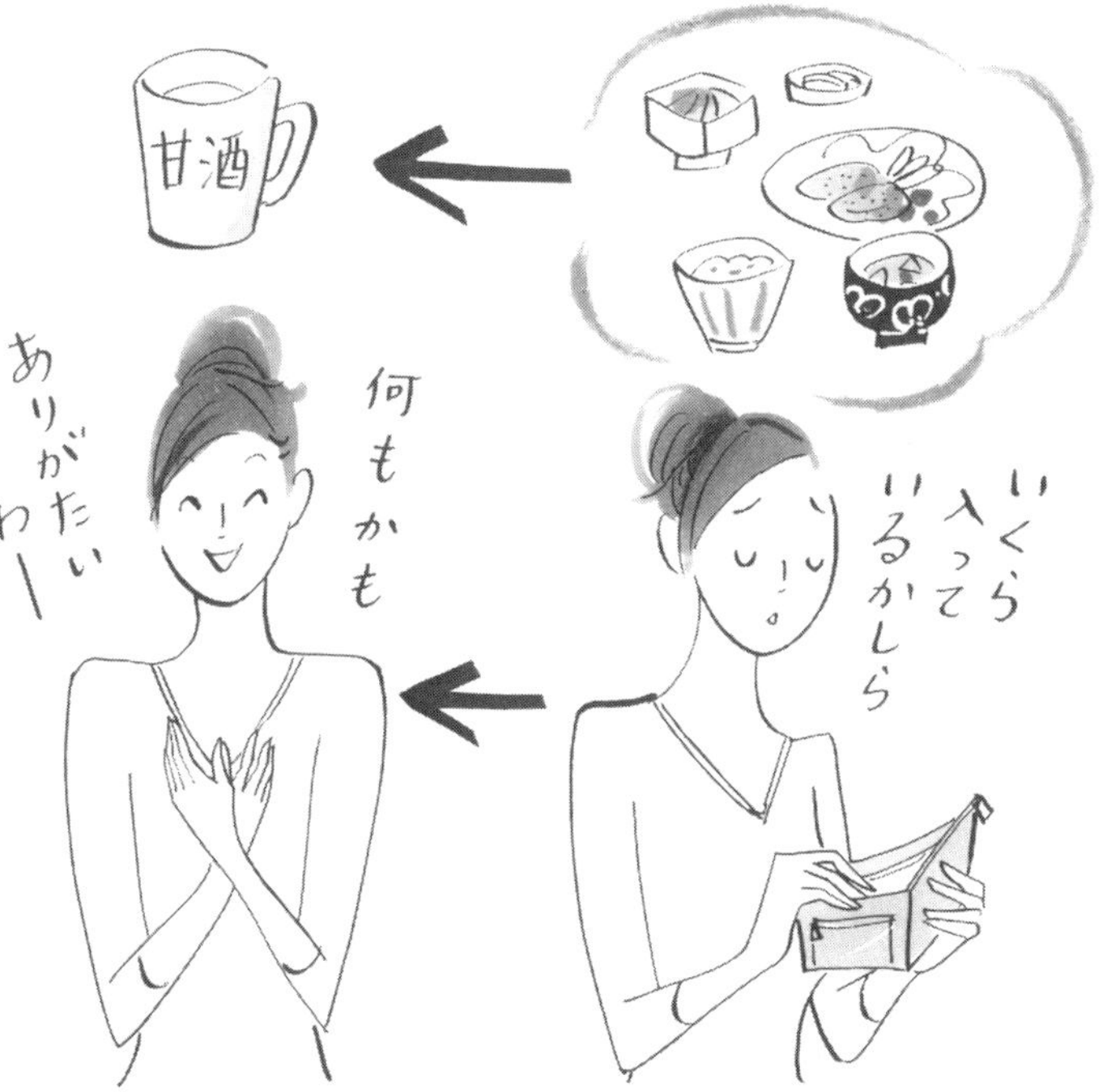
甘酒
いくら入っているかしら
何もかも
ありがたいわー

もよいでしょう。断食によって食べ物という物質を減らすことで、目に見えない本当に価値あるものを吸収することができるようになります。

太陽の恵みや大地の慈愛、空気や木々の緑の恵みによって私たちは日々生かされています。そのような普段見すごしていたものにハタと気づいたときに、人間は本当に満ち足りた気持ちになり、心の底から感謝の気持ちや感動がわきあがってきます。そして、あるがままで幸せであることに気づくのです。

何事も「ほどほど」でよいという肩の力を抜いた生き方、がんばらなくていい生き方が、いま必要とされているように思います。そんな肩ひじ張らない人間本来の姿に目覚めさせてくれるのもまた、プチ断食なのです。

第4章

いい汗かいてデトックス

皮膚と腸、脳の関係

目に見えない世界をとらえるのは皮膚感覚

男性には視覚的人間が多く、目で見たことしか信じないという特性があります。科学という目に見える世界だけを真実としてとらえる体系（物質社会）を築いてきたものは、この男性原理です。しかし、もはや物質文明は崩壊寸前です。環境との調和ということを考えなければ、いずれ行き詰まってしまいます。

男性と違い、女性には触覚的な人が多く、目に見えない世界、物質の奥にひそむ世界を直感としてとらえることができます。これからの文明や社会は、女性の直感という宇宙の本質を感じる力により、方向性を見いだす「直観文化」に脱皮していく必要があります。

宇宙に流れる目に見えないエネルギー（フリーエネルギー）を動力源として活用していく、

自然一体型、循環型の文化です。

では、目に見えない世界はどうやってとらえればよいのでしょう。それは考えること＝thinkではなく、感じること＝feelなのです。

目に見えない世界をとらえるのは、五感の中心である皮膚感覚です。これを研ぎ澄ませることによって、感受性（直観力）を高めることができます。

五感とは、視覚、聴覚、味覚、嗅覚、触覚のことをいいますが、その中心となる感覚が触覚です。触覚とは、言葉を変えれば皮膚感覚です。皮膚細胞は、感覚器官のなかではもっと

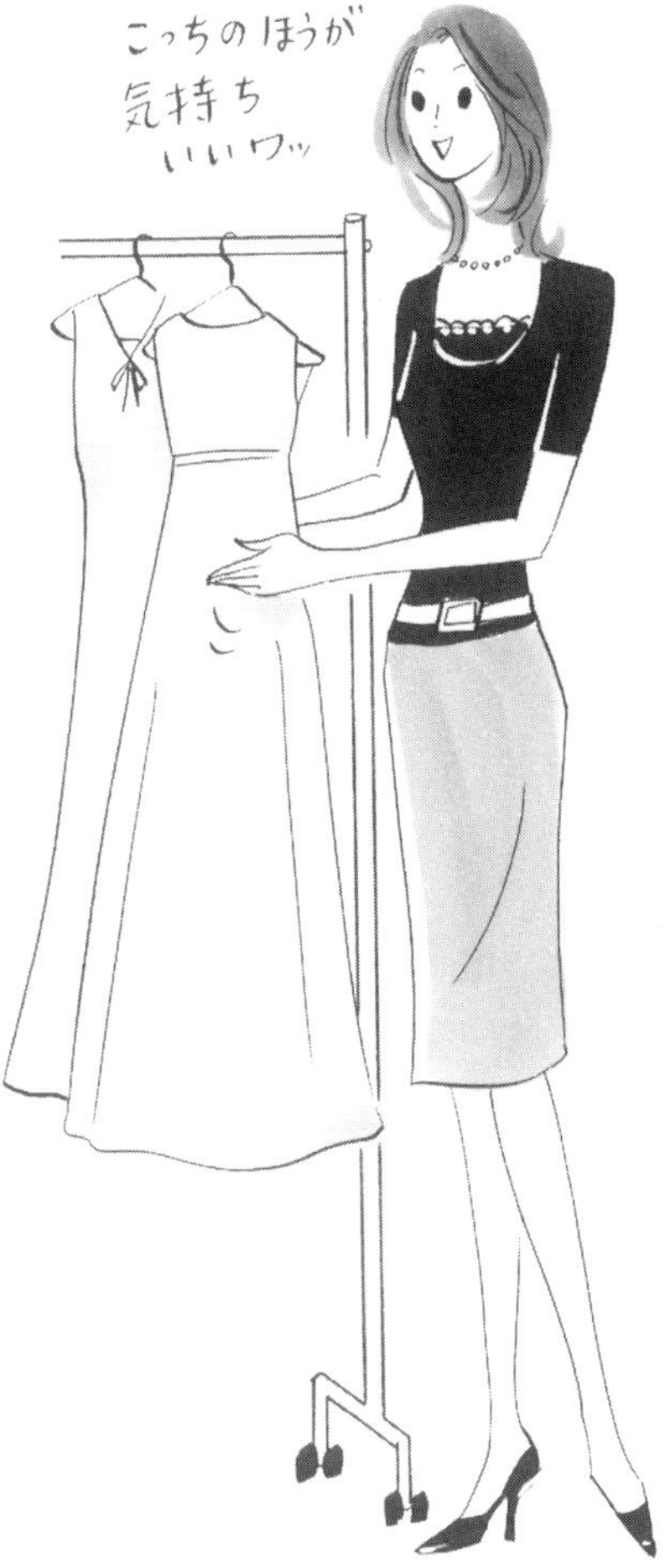

も大きな面積を占める細胞です。

「鳥肌が立つ」とか「身の毛がよだつ」「温かい人、冷たい人」「肌が合う、肌が合わない」という表現は、皮膚感覚で感じる現象を表した言葉です。

触覚は他の四つの感覚に感覚能力を与えている普遍的な感覚で、この触覚がなくなったら、他の四つの感覚は感じたり働いたりする力を失ってしまいます。

皮膚がきれいになると気づきが増える

皮膚は、たとえていえばアンテナのような働きをしているものです。外部からの目に見えない情報を受け取る受信装置が、皮膚なのです。赤ちゃんは、モノを認識する手段として、何でもさわって口のなかに入れることにより、皮膚感覚を最大限に利用して、モノの意味を判断しようとしています。大人でも服を選ぶとき、見た目よりもさわった感じ、触れた感じで最終判断する場合が多いと思います。

洗濯物の乾きぐあいも見た目ではわかりませんが、さわるとよくわかります。空気という目に見えない存在に気づかせてくれるのも皮膚で、風のすがすがしさやさわやかさなど、空気中の湿気や温度、「場」のエネルギーの違いを皮膚は絶えずモニターして脳に伝えているのです。感動したときに鳥肌が立つことがありますが、高振動のエネルギーを、人間は肌で感じることができるのです。

皮膚は、エネルギーを伝え合う役目もしています。恋人同士が手を握り合い、唇を触れ合わせるとき、皮膚からお互いのエネルギーが伝わります。そしてエネルギーが交流し、増幅すると、魂が高揚し、愛のエネルギーが二人の間を循環するのです。このように「ふれあい」ということが魂の交流にとって、とても大切なのです。

「袖ふりあうも多生の縁」といったり、「スキンシップ」という表現があるように、握手したり、ハグしたりするときに、平和なエネルギーがお互いの体のなかを行き交うのです。

その皮膚も、毛穴に汚れが詰まっていると感度が悪くなります。アンテナの受信状態をよくするには、たえず皮膚を汚さないようにすることが大切です。

そのためには、塩浴や砂浴で皮膚を浄化したり、ウォーキングやヨーガで心地よい汗をかいたりして、たえず汗腺の掃除をしておくとよいでしょう。

同じ食事をすることで、家族のスキンシップが増す

「同じ釜のめしを食う」、という表現は、食べ物が共通すると腸内細菌のバランスが似てくるので、気心が通じやすくなるということを表しているのでしょう。恋人同士が食事をともにしながらうちとけていくのも、同じ原理です。

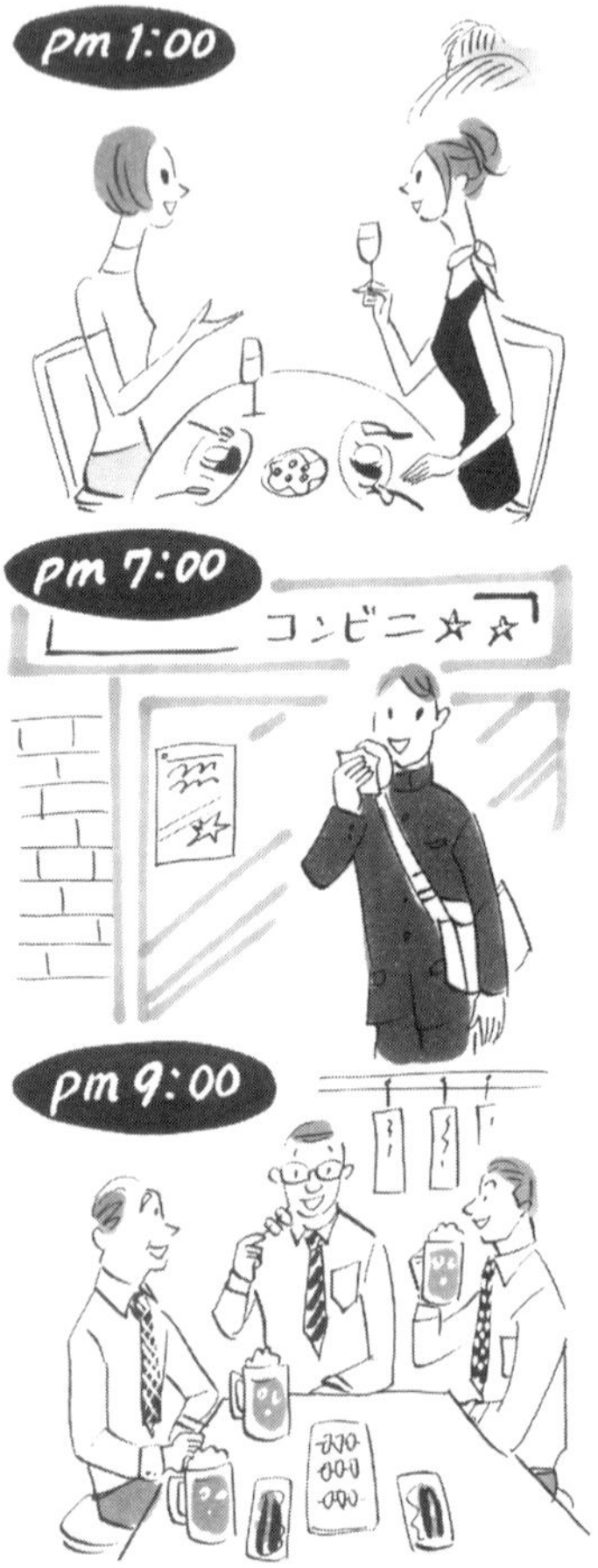

ところが、現代社会は「孤食」の時代で、家族が食卓を囲んで楽しく食事をしている風景が少なくなってきました。お父さんは居酒屋で、お母さんは昼間お友だちとフランス料理、子どもは塾帰りにコンビニ食といったような状況にある家庭が増えているようですが、食事内容が異なると気持ちが通じず、心がバラバラの家庭ができあがってしまう危険性があるのです。非行に走る子どもたちに共通するのも、この「孤食」の傾向です。

家庭円満の秘訣は、イノチある食べ物を、家族みんなで分かち合って食べることです。見た目ばかりが豪華なごちそうではなく、素食でよいのです。ごはんにみそ汁、煮もの、おひたし、漬物といったシンプルな食事でも、素材が生命力にあふれ、まごころがしっかり入っていれば、それが何よりのごちそうになるのです。

食事で腸内環境が似てくると、家族全員の皮膚感覚もまた親和力が増し、スキンシップがしっかりなされるようになるでしょう。

プチ断食で腸が清められ、皮膚感覚がみがかれる

マクロビオティック発生学でみると、皮膚と腸、脳は同じ外胚葉という組織からできあっています。ルーツが同じなので、皮膚を汚さないためには、腸をきれいにしておくことが必要なのです。腸に汚れが詰まると皮膚にニキビや吹き出物ができやすく、肌荒れをまねくことになります。とくに動物性タンパク質や油もの、精白食品、化学物質は腸での腐敗をまねきやすく、とりすぎると浄化装置である皮膚に老廃物が目詰まりしてしまいます。

未精白の穀物や無農薬の野菜、発酵食品を主にとるように食生活を見直し、腸の状態を改善しましょう。また、ときどき断食をすることで、腸にとどこおっていた老廃物を排泄してあげると、毛穴の汚れが浄化されて皮膚感覚が覚醒します。

腸を清め、皮膚を浄化すると、脳の感度がよくなる

人間の脳細胞は3％くらいしか使われていないといわれていますが、その使っていない脳

細胞を覚醒させる秘訣もまた、同じルーツの皮膚の感覚を研ぎ澄ませることにありそうです。さらに皮膚感覚を目覚めさせる根本対策が、腸内環境の改善にあるのです。

宇宙は絶えずイノチを生かす情報、幸せになる情報ばかりを発信しています。断食して腸を改善するということは、体の受信状態をよくして、感度のよいアンテナを立てるということと同じなのです。

このことを認識すると、この触覚という感じる力を使って、人間の奥に隠れている本当の自分を発見することもできるようになります。風の声を聞き、大地の恵みに慈しみを感じ、太陽の光に心躍らせ、月の穏やかさで心静かにし、星のキラメキに希望や夢、宇宙の調和を感じてみてください。

「肌で感じる」機会を増やすことで、皮膚感覚を徐々に研ぎ澄ませていきましょう。宇宙にあふれる目に見えない膨大な情報をキャッチする感受性を高めることこそ、人間がより宇宙的に進化する最大の方法なのです。

プチ断食は、腸を清めることで間接的に皮膚を浄化できます。皮膚感覚をみがくための早道が少食やプチ断食であり、宇宙意識へ目覚めるための準備がプチ断食でなされるのです。

月のリズムでプチ断食を行うことで、心身ともに健康になる人が増え、自分自身のなかにある無限の可能性に目覚めていただけたら幸いです。

プチ断食ダイエットを、より効果的にする方法

ヨーガは「緊張」と「弛緩《しかん》」のくり返し

ヨーガの意味は「結ぶ」です。呼吸法と「アーサナ」という前屈、反《そ》り、ねじりを組み合わせたポーズとによって、肉体と心、心と魂、小宇宙である人間と大宇宙、人間と自然、天と地、一人と全体を結んでいくのです。

呼吸法では、吐く息と吸う息を整えることで、自律神経のバランスを調整することができます（詳しくは、143ページの呼吸法の項を参照）。

「アーサナ」は、「緊張」と「弛緩」のリズムをくり返すことを基本としています。「緊張」は交感神経を優位にさせ、「弛緩」は副交感神経を優位にさせますが、この対極にある二つが融合することにより、陰陽調和のハーモニーを体を通じて奏でていこうという、心と体の

改善法だと思います。

ギターの弦は、張りすぎると耳ざわりな高くてかたい音しか出なくなります。反対にゆるめすぎると聞き心地のよくない、低く鈍い音が発せられます。ほどよい美しい音を出すためには、弦を張りすぎず、またゆるめすぎない絶妙の調律が必要です。

人間も同じで、いつも緊張しているストレス状態にある人は、筋肉も硬直している傾向にあります。張りすぎた弦はいつか切れてしまいます。

反対に、ゆるみすぎているのも問題です。ほどよい緊張感や刺激がないと、体もしまりがなくなって、ダラダラと惰性で生きることになります。生きる目的が感じられないと、うつ的な状態になって心が閉じて動けなくなったりもします。

このようなバランスの悪い状態のときに、「緊張」と「弛緩」のリズムを、強制的に体に与えることで、美しい音色が発せられる心と体に改善していこうというのが、ヨーガのアプローチのしかたなのです。

プチ断食＋ヨーガ体操で、デトックスがスムーズに

ヨーガのメリットは、リンパの流れがよくなることです。血管と違ってリンパ管には心臓のような動力源がなく、筋肉の収縮運動によってリンパ液が流れるようになっています。リンパ

のなかに汚れがたまると、コリやハリ、痛みなどの症状が出てきます。ヨーガによる「アーサナ」でリンパ液の流れがよくなり、たまっていた汚れが浄化されると、体液の循環が整っていきます。プチ断食と合わせてヨーガをすることで、デトックスがスムーズに行われるでしょう。

「アーサナ」にはまた、人間の進化の歴史が組み込まれています。胎児のポーズで胎内記憶をよみがえらせ、寝たりはったりするポーズでライオンや猫の四足動物時代を体験し、その次に座のポーズになって背骨が進化をし、立ちのポーズで直立する人間となり、最後にシャバアーサナという死骸《しがい》のポーズで人間の生死のリズムを体験するのです。

人間の成長や進化の歴史を追体験することで、生や死の意味がわかり、すべてが循環していることに気づいていくのです。そして、生かされていることに感謝がもてるようになります。多くの人のご縁で生かされ、大宇宙とつながっていることがわかるようになります。

そうすると孤独感や寂しさや不安感がなくなり、岩や木や水や空気や食べ物や動物や人間、すべてが一つの生

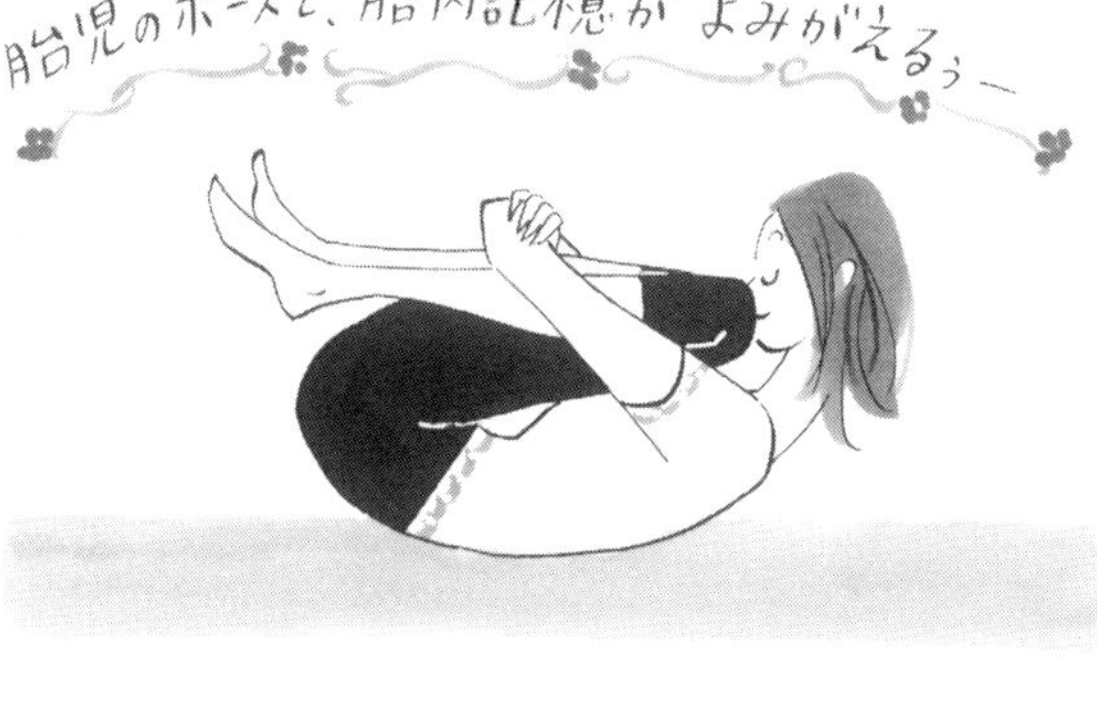

命共同体であること、一つのイノチから枝分かれしたものであることに気づくのです。

プチ断食日には、1~2時間ウォーキングを

歩くときの体の重心の移動をみてみると、左足が後ろだった場合、まず後ろ足の左足のかかとから左足小指のつけ根、左足の親指と重心が移動し、次に前足の右足のかかと、右足の小指のつけ根、右足の親指に移っていきます。この重心の移動を線でつなぐとスパイラル運動（らせん運動）になっています。

このらせん運動によって骨盤が左右に揺れることで、骨盤への血液の供給がよくなり、左右の足の長さのズレからくる体のゆがみや不調を整えることができるのです。歩くことは、簡単にできる骨盤調整法といってもよいでしょう。

妊婦さんが自然出産をするためには、「一日に2時間くらい歩きなさい」という指導を助産師さんからよく受けるのですが、歩くことで骨盤が開きやすくなるそうです。そして、腸腰筋の収縮がよくなることで、安産になりやすい体に調整されるのだそうです。

とくに婦人科系のトラブルがあり、腰痛や痔などの持病で悩んでいる場合は、1日30分くらい歩くことにチャレンジしてみてください。体じゅうのリンパの流れや血液の流れがよくなり、体質改善をしやすくなります。

またプチ断食をしているときには、一日に1～2時間ほど歩くことをおすすめします。そうすることで、体内に滞っていた毒素が動き始めて、排泄されやすい状態になります。森林や里山、川べり、公園などの緑や水の流れのある場所にはマイナスイオンや新鮮な酸素が満ちているので、ウォーキングやハイキングにピッタリの場所となります。

マイナスイオンには、血液をサラサラにして血の流れをよくする働きがあります。また生体電気（生命エネルギー）の発電にかかわるATPアーゼという酵素を活性化させることで発電量を増やし、その結果、気力に満ちたイキイキとした体にしてくれるのもマイナスイオンの働きです。

ゆっくり歩くことで、効率中心の価値観も変わる

人間の筋肉の80％は下半身にあるため、筋肉が動くことで熱が生まれます。歩くことで発熱を促し、体内に滞った汚れや冷気を、発汗によって体外に出してくれます。その結果、手足の冷えや冷え性や、冷えからくるほてりなどの症状にも抜群の改善効果が期待できます。

また、車で走っていると見すごしてしまう風景が、歩く速さだとよく目にとまるようになります。それまで見すごしていた太陽や風、空の青さや夕焼けの美しさに感動し、鳥の声や野に咲く花々の四季折々の移り行く変化に気づくようになるでしょう。

ゆったりしているときほど、情報量は増えるのです。みそでもしょうゆでもワインでも、「長期熟成」といって、ゆっくり熟成したもののほうが風味もよくなり、うまみも増しますよね。それと同じように、人間も「大器晩成」がよいのです。

「忙」という字は「心をなくす」と書きますが、忙しくしていると自分が見えなくなるということでしょう。効率中心で、「なんでも手っ取り早くすることがよい」としてきた価値観も、ゆっくりと歩くことで変わっていきます。

そうすると、効率中心の社会のなかで切り捨てられてきたもの、切り捨てられてきた人たちの価値に気づき始めるでしょう。そして、失われていた感覚が目覚め始めて、目に見えない本当に大切なものを見極める感性を取り戻すことができるようになります。

その結果、真の人間らしい生き方、型にはまらない多様性を認め合う生き方ができるようになるでしょう。

意識して呼吸をすることで、体を整えられる

海の波が1分間に浜に打ち寄せる回数は、18回といわれています。人間が日々刻んでいる18回という回数は、波のリズムと波動共鳴する1分間の呼吸のリズムです。波のリズムに呼吸のリズムを重ねると、36のリズムが生まれます。

人間が刻む36のリズムは、体温です。体温の熱のリズムが倍増すると、72の圧力のリズムが生まれます。人間が刻む72のリズムは、心臓が波打つリズム、つまり脈拍です。72のリズムが倍増すると、144のリズムが生まれます。144のリズムは、最高血圧のリズムです。

体温や脈のリズムに私たちの意思を介入させることはできませんが、呼吸だけは自分で意識して速くしたり、遅くしたりすることができます。血圧が高かったり、低かったり、動悸がしたり、体温が高すぎたり、低すぎたりしたときには、呼吸を吐く息中心にして、ゆっくり出すように意識すると、体温や脈のリズムが整っていきます。呼吸は、ただ一つ人間の意思を通して自律神経にアプローチできるリズムなのです。

プチ断食中の呼吸法で、自律神経が整う

赤ちゃんは、吐く息でオギャーと生まれてきます。人間が亡くなるときは、「息をひきとる」というように、吸う息で亡くなります。ということは、自分で息を出せる間は生きられるということです。つまり、日頃からできるだけ長く息を吐くように心がけるとよいということでしょう。

「呼吸」という字は、初めに「呼」(=吐く)という字がきます。「出入り口」という表現がありますが、何事も出すことが先なのです。息を吸うと交感神経が緊張し、反対に息を吐くと副交感神経が緊張します。

副交感神経が優位になると、筋肉や血管がゆるんで血液の流れがよくなります。血液の流れが改善されると、体温が上昇し、同時に白血球のなかのリンパ球が活性化するので、免疫力も上がります。

「息抜き」という言葉があるように、息を抜くとリラックスできるのです。反対に息を詰めて仕事をすると、ストレスがたまります。怒りや悲しみなどのマイナスの感情は、吸う息中心の感情です。泣きじゃくったりすすり泣いたりするときは、息を吸っています。怒ってふくれっ面のときは、やはり吐いていませんね。

一方、笑いは吐く息が中心です。笑いは緊張をゆるめて、体に活力を与える最高の呼吸法なのです。笑いを感情の中心にすえると、五臓の働きがよくなり、自律神経が安定します。

吐く息中心の呼吸法が東洋の健康法の基本ですが、古い息を出すと、自然にエネルギー(気)に満ちた空気が体内を循環します。プチ断食中には、吐く息中心のヨーガや太極拳、気功法、禅などを実践するとよいでしょう。歌を歌うのもよいですね。

呼吸法により、体の浄化作用が活性化して、心身ともに元気になれます。

笑うと免疫力が高まる

「笑う門には福来る」とか「笑いは人の薬」などといわれますが、いま、「笑い」が健康にもたらす効果が注目されています。

「楽観と笑いが健康によい」。こんなテーマに医学会が取り組むきっかけをつくったのは、ノーマン・カズンズというアメリカを代表する編集者でした。カズンズは1964年に膠原《こうげん》病《びょう》を発症し、全快の可能性は500分の1だと医師に宣告されました。

ところが、病気の原因がハードな仕事に由来するストレスなら、「愛や、希望や、信仰や、笑いや、信頼や、生への意欲が治療的価値をもつこともありえる」のではないかと考えました（『笑いと治癒力』〈岩波書店〉より）。

そこで、喜劇映画やユーモア本に接して徹底的に笑うことを自分に課した結果、なんと数か月後には膠原病が全快。カズンズの体験は、医学界の注目を集めることになったのです。

その後、アメリカでは「笑い健康法学会」が結成され、その研究発表を受けて、気持ちのもち方で病気を改善する「精神神経免疫学」が、いま医療の最先端となっています。

笑いの研究のなかで注目されるのは、がん細胞を退治するナチュラルキラー細胞（NK細胞）の活性化です。笑うことで、免疫細胞であるNK細胞の働きが通常免疫力の5〜6倍にも高まり、ウイルスや病原菌、がん細胞などから体を守ってくれます。

逆に慢性のストレス状態はNK細胞の働きを悪くし、免疫力を低下させてしまうのです。ウィスコンシン大学の研究でも、「前向きで明るい人ほど風邪にかかりにくい」ということが発表されています。

また、つくられた笑顔にも免疫活性効果があるようで、笑顔をつくることで、楽しい気持ちになれるのです。これは「顔面フィードバック効果」と呼ばれていますが、アメリカでは、1時間に2回、鏡を見てニッコリし、痛みを緩和しようと試みて効果をあげている医師もいるようです。

実際、笑っているときは横隔膜が振動し、胃腸が活発に動きます。そうすると、腸で作られた血液や免疫物質が全身に行き渡るのです。

プチ断食中はおおいに笑おう

スサノオの乱行を悲しみ、心を閉ざして天の岩戸に隠れてしまったアマテラスが、岩戸から顔をのぞかせたきっかけは、アメノウズメの踊りを見た神々の笑い声だったのです。

このよく知られた日本の神話は、現代人の光をなくした心の状態をたとえているようです。恐怖や不安、怒りなどのマイナスの感情で閉じてしまった心の光を、笑いによってふたたび取り戻そうと暗示しているのです。

前出の村上和雄教授も『生命《いのち》の暗号』(小社刊)のなかで、「人間の使っていない、98%もの遺伝子のスイッチをONにするのが笑いだ」といっています。

「腹をかかえて笑う」という表現がありますが、前述のように、笑ったときには横隔膜が上下に振動するため、ポンプのようになり、おなかに蓄えられた血液が全身に循環を始めます。

血液の流れがよくなると、細胞に酸素や栄養分が提供され、内臓も皮膚も頭もすべてがイキイキと息づき始めます。滞った汚れも吐き出されるため、デトックス効果もあがるのです。心臓のポンプだけでは循環しにくかった血液や体液が、笑いによって全身をくまなく巡るようになるのです。

そうすると血色がよくなり、皮膚にツヤやうるおい、ハリが戻って、若々しくなります。まさに、若返りの秘訣が笑いなのです。断食しているときに笑いを取り入れると、浄化や若返りの力が格段によくなります。

笑うと呼吸も吐く息中心となって、体内の気、血、水のすべての循環が整います。「わっはっは」と大きな声を出して、吐く息とともに、4～5回「大げさ笑い」をくり返しましょう。毎日続けると、心も体も元気ハツラツ状態になりますよ。

ほほえみは、まわりも自分も癒す

「ほほえみ」は動物のなかで、人間特有のしぐさですが、だれかにほほえまれて悪い気がする人はいないと思います。どんな嫌なことでもすべて消し去ってくれる波動が、「ほほえみ」なのです。

ほほえんでいる人の脳からは、人間の心の状態を安定させるα《アルファ》波やθ《シータ》波が出ています。α波が脳に出てくると、副交感神経が優位になり、筋肉がゆるんで、血流がよくなります。そうすると、内臓に血液が供給されて消化吸収能力が高まり、体温や血圧が安定し、リラックス状態になります。

またθ波は瞑想によって生まれるので瞑想波とも呼ばれ、人間に癒しのエネルギーをもたらす覚醒波です。これを受けると、脳内では「β《ベータ》エンドルフィン」という、「幸せホルモン」と呼ばれるホルモンが分泌され、ストレスや痛みがやわらぎます。

この「βエンドルフィン」は脳内麻薬ともいわれ、モルヒネの50倍以上の鎮痛効果があることがわかっています。これが脳内に増えることで、痛みが消えたり、気分が爽快になったりするのです。「ほほえみ」は、脳ストレスを取り去る天然の精神安定剤といってもよいでしょう。

「ほほえみ」は神の扉を開く鍵であり、ストレス（不安や恐怖）でこりかたまった心をほぐして、宇宙エネルギー（気）を体内に循環させてくれます。「ほほえみ」によって人の心がなごむだけでなく、ほほえむ人もまたθ波が出て、自分の内なる心が光輝いてきます。

「ほほえみ」はまた、世界共通の言葉といってもよいでしょう。一家の中心である母親が笑顔でいるだけで、家族全員が落ち着くのです。

プチ断食ダイエットや穀物菜食を実践し、笑う人が世界に増えることで、戦争やテロがなくなり、心と心が結ばれて、平和な世界が実現できるといいですね。

エピローグ

少食で本来の生命力をいかせる体になる

日頃からエネルギーの高い有機《オーガニック》の穀物と野菜を少なめに食べる生活を

食べ物はイノチを躍動させるエネルギー源

大自然の恵みのなかで培われた食べ物には、その食べ物を育てた環境が凝縮して含まれています。食べるということは、その環境を取り入れることと同じなのです。

私たちは、食べ物を通して自然界のエネルギーを取り込んでいます。自然食を食べるということは、自然な環境を取り入れるということになりますし、添加物だらけの加工食品を食べるということは、汚染された環境を取り込むことになるのです。

宇宙の情報がたくさん詰まった生命力豊かな食べ物は、人間の感性を豊かにしてくれます。食べ物は、宇宙と人間をつなぐ橋渡しの役割を担っているのです。

食べ物を単なるカロリー供給源とみるのではなく、イノチを躍動させるエネルギー源とみるとよいでしょう。そのエネルギーにも、「強い」「弱い」の違いがあります。野菜や穀物が作られる大地という場のエネルギーの強弱の違いもありますが、作り手のお百姓さんの思いのエネルギーの違いも大きく作用します。

農薬や除草剤、化学肥料などの不自然なものを使わず、1～2年の歳月をかけて自然な堆肥を作り、汗水たらして草を引き、虫が発生したら一匹一匹手でつぶしていくなどの膨大な

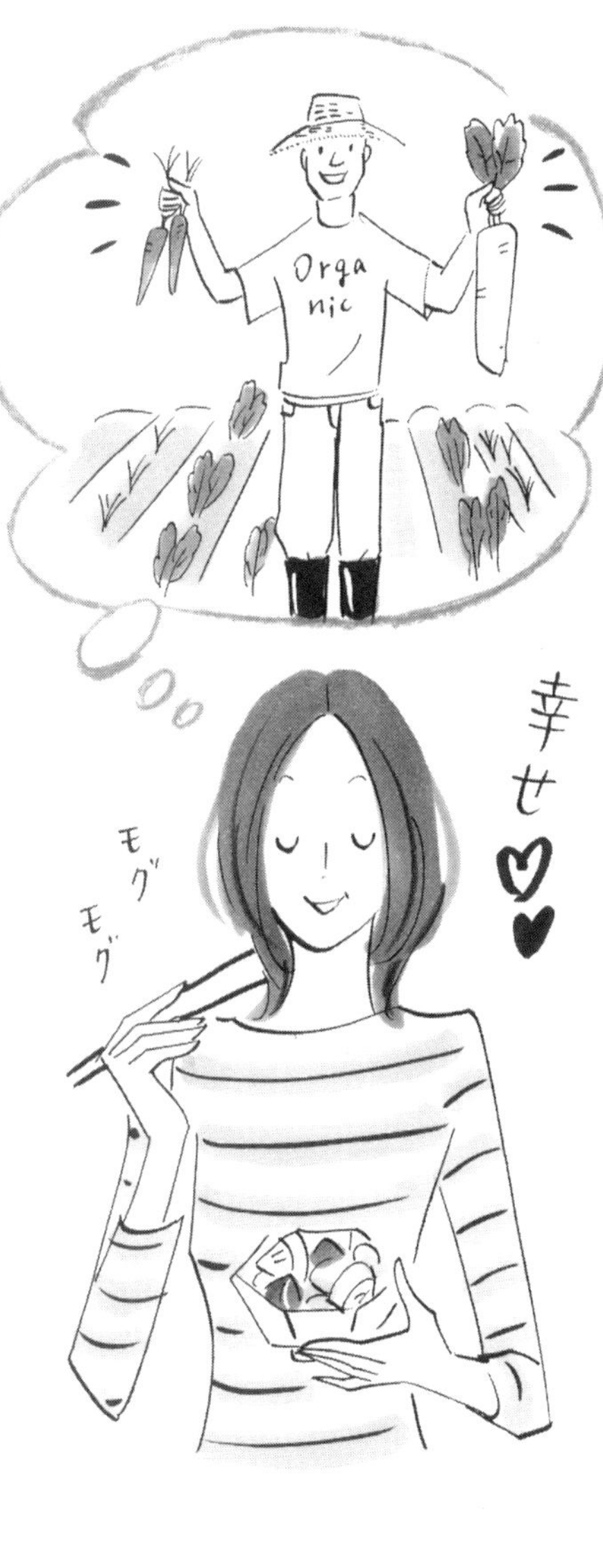

感動するのです。心のなかが愛に満ちて幸せになれるのです。

「手間ひま」をかけて作られるのが有機（オーガニック）野菜です。

そんな「手間ひま」という愛の結実した野菜を食べると、人間の細胞の一つ一つが喜び、

生命力はエネルギーの高い食べ物がつくる

「殺菌・防腐」という、イノチを消し去る働きをもつ化学的な薬品を用いて作られた加工食品や野菜は、冷たい波動をもっています。そのような食べ物は、人のこと、自然のこと、宇宙のことがわからない無機的なロボット人間をつくってしまう危険性があります。

いま、無感動、無関心、無気力な子どもたちが増えているのも、添加物や農薬、環境ホルモンといった人工的な化学物質が影響しているものと思われます。それらが、人のこと、イノチのこと、愛という目に見えない真に大切なものがわからない人間をつくっているのでしょう。

自然栽培の穀物や野菜には、愛のエネルギーという細やかな波動があり、人間が本来もっているすばらしさや、無限の可能性を最大限に発揮させてくれます。さまざまな欲望がぶつかり合う物質中心社会（欲望追求型社会）のなかで自分を見失い、問題をかかえ傷ついた人たちを、本来の健康で愛に満ちた姿に戻すのは、自然栽培の穀物や野菜がもっている目に見えない生命力というエネルギーなのです。

地球上のイノチはつながっている

目に見える関係だけでなく、目に見えない宇宙万物のなかで、私たちは生かされています。食卓に並ぶ野菜でも、それを作るお百姓さん、流通させる人、販売する人、料理する人のご縁で、やっと食べることができるのです。さらに、その野菜のイノチを育んだものは、太陽や雨、風、大地といった大自然の恵みです。

太陽の光と熱がなければ、地球上は闇の世界となり、生き物は生きられないでしょう。しかも、太陽は私たちに与え続けるだけで、まったく見返りを求めません。悪人だからと差別もしません。生きとし生けるものすべてを生かそうとする、無条件の愛に満ちているのが太陽です。

一方、大地の恵みは、受け入れる愛です。どんな種が飛んできても、大地はこれを拒否しません。すべてを受け入れて育みます。しかも、一切要求しないのが大地です。母親が、赤ん坊を無条件に受け入れて育てるのと一緒です。人間がどんなに産業廃棄物やゴミを吐き出しても、大地は受け入れ続けます。これを「慈愛」といいます。

また、月の引力のおかげで海の水が動き、地球規模の水の循環が生まれます。

このように、太陽や大地、月がもたらす光、雨や風などの恵みと、お百姓さんのまごころによって育まれたのが、食べ物なのです。

宇宙万物の恵みと、料理の作り手の愛が人を救う

こうした目に見えないつながりを忘れてしまったのが、現代社会です。この忘れてしまったいちばん大事なものに気がつくと、「生かされている」「おかげさまで」「ありがたい」「もったいない」「いただきます」などの感謝の心が生まれます。感動や感謝も、このような目に見えないつながりを感じることができると、自然にわきあがってくるものなのです。

心を閉じたり、ひきこもったり、氷のように心がかたまって、人をゆるせなかったり、恨んだりしている人の心に、光や熱を与えて溶かせるのは、宇宙万物の恵みと作り手の「手間ひま」という愛が詰まった食べ物なのです。料理とは、まさに愛の結晶体です。

私がおすすめしているマクロビオティックの料理は、玄米を主体とした穀物と野菜・海藻を中心としたものですが、「手間ひま」がかかる料理ばかりです。でも私たちは、食事を通じて多くの人に愛を届けることができます。そうすると、人は心の岩戸を開いて、本来の光り輝く人間の姿に戻ることができるのです。

ファストフードには、大切なものが欠けている

経済効率が何より大事な現代社会では、手早く処理すること、時間のロスをなくすことが

至上命令となっています。ゆとりをもって食事を作ったり、ゆっくり食べることの意味が忘れられ、時間短縮されてしまった結果、ファストフードという食文化が生まれました。

そうやって、安さや便利さばかりを追い求めたあげくに見失ってしまったものは、食物や料理のなかにあったいちばん大切なもの、即ち素材の生命力や「手間ひま」という愛情です。

見た目は同じでも、素材や食品がもっている生命力という、目に見えないエネルギーの質はまったく違います。お百姓さんが手間ひまかけて、手塩にかけて育てた野菜は、食べる人に感動をもたらします。また、お母さんが時間をかけて、愛情をタップリ注いで料

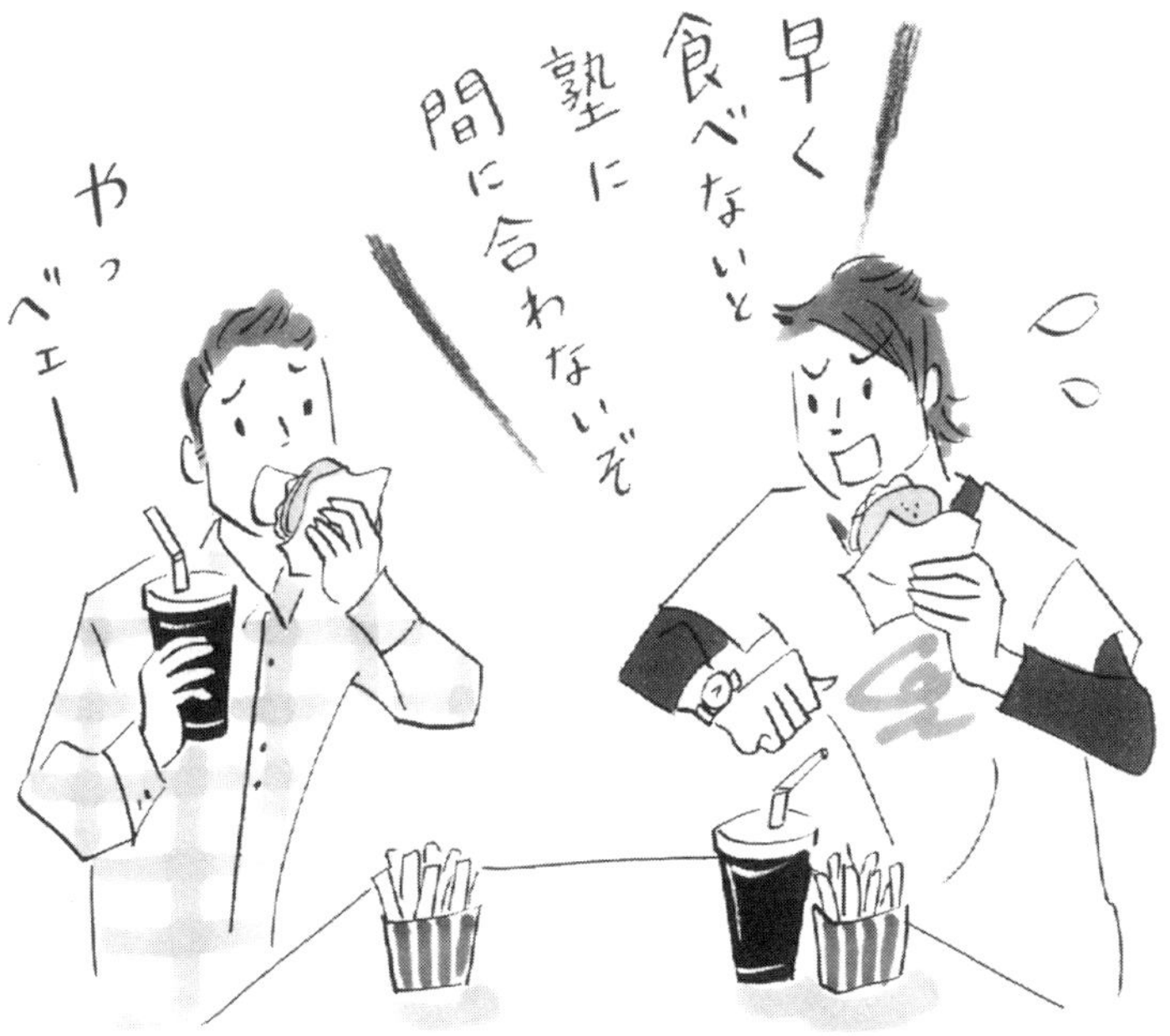
早く食べないと塾に間に合わないぞ
やっベェーー

理を作れば、子どもたちにはその愛のエネルギーが必ず伝わるのです。

エネルギーに満ちているスローフード

近年、「スローフード」ということばがよく使われるようになってきましたが、スローであればあるほどエネルギーの蓄積が多くなり、生命力が増します。車で走っていると見すごしてしまう風景が、歩く速さだとよく目にとまるのと同じです。前述のように、ゆったりしているときほど、情報量は増えるのです。みそでもしょうゆでも、ワインでも、「長期熟成」といって、ゆっくり熟成したもののほうが、風味もよくなり、うまみも増します。

効率中心の競争社会のなかで切り捨てられてきた人たちや、ゆとりを失ってロボット化してしまった人たちに、愛と生きる勇気を与えることのできるのが、イノチあふれる食べ物なのです。

そのような食べ物を食べることで、失われていた感覚が目覚め始めて、目に見えない本当に大切なものを見極める感性を取り戻すことができるようになります。そして真の人間らしい生き方、型にはまらない多様性を認め合う生き方ができるようになるでしょう。

安さ、便利さばかりを追い求めてきた時代のなかで、お金では買えないものがあることに、早く気づくべきです。

よくかむと、唾液の分泌量が増える

ガソリンスタンドなどで添加剤というものが売られていますが、これをガソリンに添加すると、ピストンの回転がスムーズになり、燃費が向上するといわれています。1リットルで8キロしか走れなかった車が、9キロとか10キロも走れるようになるというのです。また燃焼温度が上昇することで、馬力が上がり、加速もよくなるようです。さらにエンジン内部にこびりついたススが完全燃焼して燃えつきるため、エンジンの性能が向上し、排気ガスも少なくなって、環境を汚さないエコカーに変身するのだそうです。

このように大変便利な添加剤ですが、人間の場合にも、食べるときにすばらしい添加剤が分泌されます。しかも無料で。これが唾液なのです。

唾液の分泌量が増えると、胃腸での食べ物の燃焼状態がよくなるため、少しの食べ物で体を維持できるようになります。やせの大食いという人は燃費の悪い人ですが、よくかむと、少食でも満足できるようになるのです。

唾液のなかにはペルオキシターゼという酵素があり、唾液を入れた試験管に発がん物質をつけてから振ると、わずか30秒でほぼ無毒化できるということが西岡一医学博士の実験で確かめられています。ゆっくり30回かめば、約30秒になります。一口最低30回かむことで、添加物や農薬に負けない丈夫な体をつくりだすことができるのです。

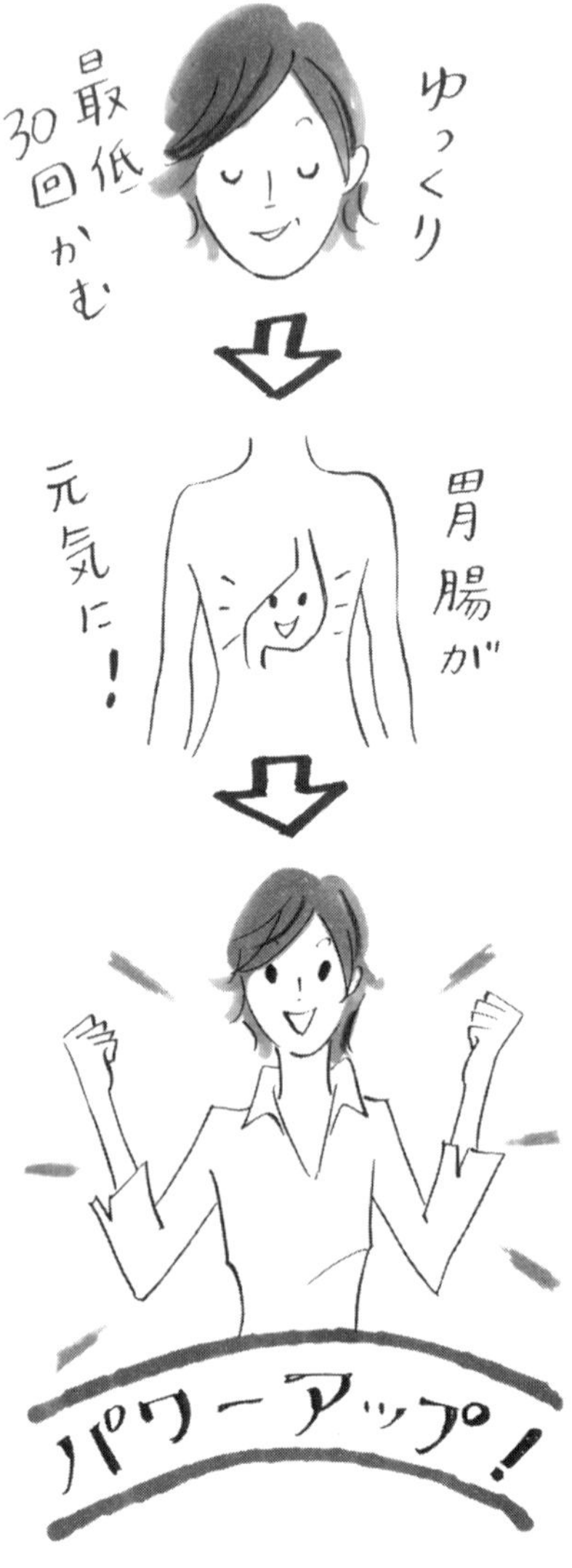

「かむ」ことで燃費をよくし、少食になる

唾液で胃腸の調子がよくなると、活動的になり、積極性や忍耐力も出てきます。「活力」の「活」という字は「舌から出る水」と書きますが、「唾液が多いと活力がわき、活気に満ちた体になりますよ」ということを示しています。

また、唾液で胃腸が活性化することで、老廃物や有毒ガスの出ないクリーンエネルギーをつくりだすことができます。そうして体内環境を汚染しないすがすがしい胃腸につくり直してくれるのが、唾液なのです。

かむというのは、その食べ物のイノチを最大限にいかす行為です。せっかくのイノチを飲み込んでしまうのではなく、よくかみしめることでまっとうしてあげるのです。そうすると、その食べ物はより細かな振動（＝生命エネルギー）をもち、人間の体をつくる新たなエネルギー源として生命進化をとげることができます。

よくかんで食べることとは、イノチを犠牲にして人間に奉仕してくれる食べ物に対する感謝の表現であり、また、食べ物のエネルギーを増幅させる最大のコツなのです。よくかむことで唾液が食べ物に混ざり、燃費効率が上がるため、少食、素食になりやすくなります。

唾液には、20種類の酵素と12種類のホルモンがあるといわれていますが、まだまだ未知なる成分が含まれていると思われます。くり返しかむことは、体のすべてを創造する神聖な行為であり、「カミ」は「神」と同じ語源をもつことからもわかるように、神につながる行為なのです。

気持ちが重くなると体も重くなる

人間は気持ちが重くなると、体もまた重たくなっていく傾向があるようです。「思い」は

「重い」に通じると言い換えてもよいでしょう。

明日、気がすすまないことをしなければならない、というときは、前の晩によく眠れず、その当日の朝もなかなか起きられないという経験がありませんか。気持ちが暗くなると、体は重力場が増して重くなるのです。仕事のときは朝なかなか起きられなかったご主人が、明日はゴルフというときには、よく眠り、翌朝の5時にはパッと目が覚めて、元気ハツラツと出かけていったというような話をよく耳にします。

じつは、心がウキウキ（浮き浮き）しているときは、体も軽くなっているのです。反対に、しなくてはいけない仕事が多すぎると、重圧で人間は立てなくなり、落ち込んでいきます。そして最後には寝込んでしまうか、寝たきりになってしまう場合もあります。気持ちのもち方が、人間の体に多大な影響を及ぼすということです。

この状態をパソコンにたとえるとわかりやすいのですが、情報処理能力（ビット数）が低いパソコンの場合、情報量の多いデータを取り込もう（ダウンロード）しようとするとかたまってしまい、全機能が停止してしまうことがたびたび起こります。これが、人間でいうストレスの状態です。

食べ物を食べすぎた場合も同じで、食べ物の情報を処理できないと腹痛や胸やけ、下痢などを引き起こしてしまうのです。さらに処理できない汚れが血管や臓器に付着して滞り、詰まったり、かたまったりして、ひいては生活習慣病をもたらすのです。

少食や断食で、身も心も軽くなる

精神的なストレスも、これと同じメカニズムで起こります。その人の情報処理能力の限界を超える出来事が降りかかった場合に、精神機能がストップしてしまい、まったく機能しなくなることがあります。怒りや悲しみ、うらみや憎しみなどのマイナス感情は、過去に起きた出来事の情報処理ができていない状態ととらえるとよいでしょう。

ところが情報処理能力が向上すれば、どんな出来事も水に流せる（＝人をゆるせる）、許容量（＝人間の器）の大きい状態になるのです。すべての物事を受け入れ、毎日を「うれしい、楽しい、幸せ」といって暮らせる状態が、優れた情報処理能力の備わった状態ととらえることができます。

人間の情報処理能力を向上させる秘訣が、胃腸を休める少食や断食なのです。犬や猫などの自然界の動物の世界では、お医者さんがいないため、病気をすると動物たちは必ず断食して胃腸を休めます。胃腸を休めることで、処理能力の限界にきている胃腸に、余裕やゆとりが生まれることになり、余ったエネルギーが体の補修作業にまわされていくのです。

精神的に落ち込んだときは、ともするとヤケ食いをしたりしがちですが、本当は少食や断食を心がけて胃腸を休めてあげると、気持ちもまたストレスから解き放たれてスッキリします。つらいとき、苦しいときこそ、プチ断食をして、身も心も軽くなりましょう。

食べ物にも中心軸が必要

ごはん、みそ汁、漬物を中心軸にすえよう

太陽を中心にして、惑星が回転運動をしているのが太陽系の宇宙。中心に太陽がなければ、太陽系は成り立ちません。人間も中心軸をしっかり定めるということが、心と体の安定のために大切です。コマも中心軸が安定していないと、きれいな回転ができなくなりますね。

世界で発生する地震の一割が日本で起きているそうですが、日本に200基以上あるといわれる五重の塔は、過去200~300年の間のたび重なる大地震にもかかわらず、一基も倒れていないそうです。五重の塔が倒れなかった理由は、中心軸がしっかりしていてバランスがとれているためで、左右に揺れても天秤のようにもとに戻るからです。五重の塔の中心

には、天地を貫くように、一本の丸い柱が釣り下げられています。屋根が左右に激しく揺れても、中心軸が定まっているので、復元力が働いて倒れないのです。

武道で体を安定させる極意も、人体の中心軸に意識を集中するということです。頭に意識が集中していると安定を欠くため、転倒しやすくなります。ところが、おへその少し下あた

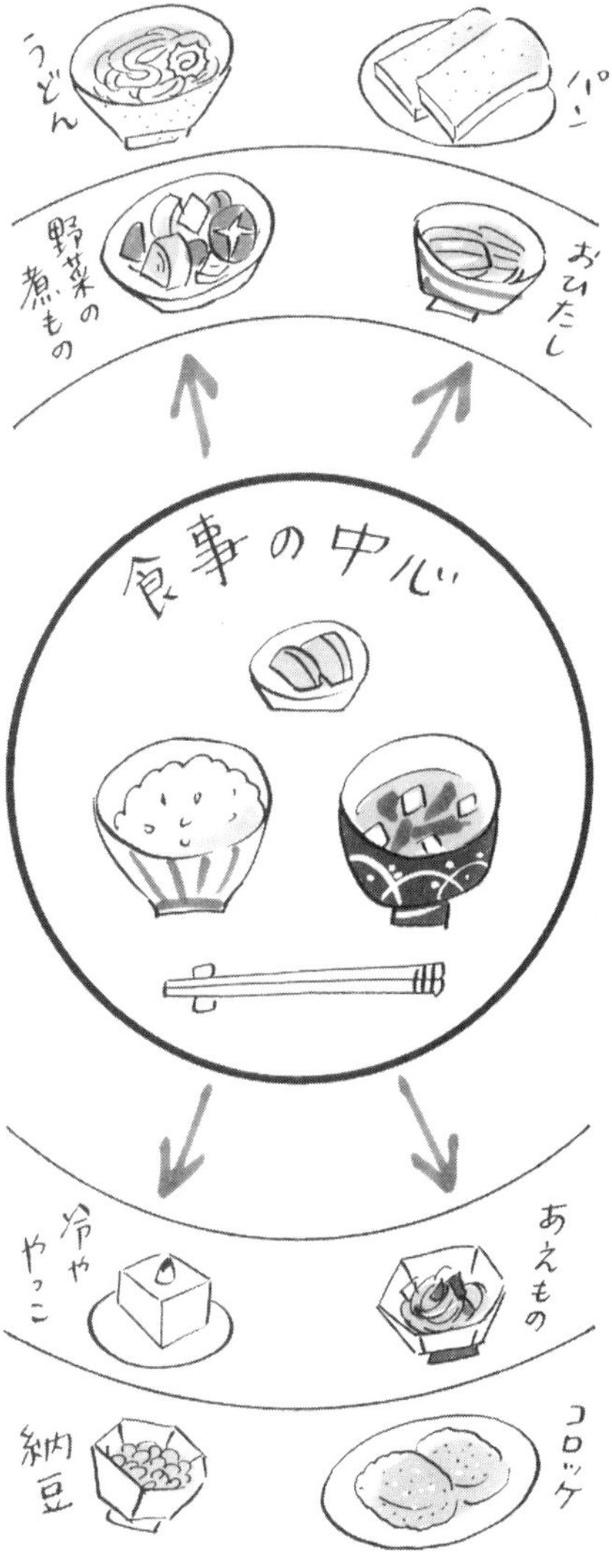

りにある臍下丹田《せいかたんでん》に意識を集中すると、地に足がついて安定し、倒れにくくなります。

食事にも中心が必要で、それは365日、朝昼晩食べても飽きがこない食べ物です。ごはんやみそ汁、漬物は毎日食べ続けても飽きがきませんよね。これらは、日本人の遺伝子が喜ぶ食べ物といってもいいでしょう。

ところがパンやハンバーグ、焼肉、パスタなど、少し前までごちそうといわれていた料理は、一週間も食べ続ければ飽きてしまいます。このような欧米食は、日本人の遺伝子とは共鳴しにくいようです。

伝統的な日本食、そのなかでも基本となるごはんやみそ汁を食事の中心にすえると、体のバランスがしっかりとれるようになります。

ダイエットの成功やうつの改善にも、食事の中心軸が肝腎

ダイエットする場合も、中心が抜け落ちたやり方では、バランスが崩れて危険であるということです。おかずを減らし、中心軸のしっかりした食事をするということが、心身ともにすがすがしくなれる究極のダイエット法であり、健康法だといってもよいでしょう。

また、最近はうつ病などの精神疾患を患う人が多いのですが、その人たちに共通するのは、ごはんを食べないということです。つまり、しっかりかむことができないということです。

というこことは、精神的なトラブルをかかえる人、言い換えればゆがんだ回転をしている人には、中心軸を定めてあげることで、きれいな回転状態の体に戻してあげることができるということです。

中心軸が定まると、自信がもてるようになる

ごはん、みそ汁、漬物を食事の中心に置くと、体も心も安定するため、ブレなくなります。また、ときどきごちそうを食べて体が揺らいでも、中心がしっかりしていれば、すぐにもとの元気な体に戻りやすいのです。

この中心軸が、戦後の学校給食を通じて、ブレてしまいました。ごはんがパンに、みそ汁が牛乳に、乳酸菌源の漬物がヨーグルトやチーズにとってかわった結果、日本人の体と心のバランスが崩れ、世界一の病気大国になってしまったのです。

「稲＝イネ」のという言霊には、「イノチのネ」すなわち「生命力の根源」という意味があります。また、「みそ＝ミソ」には「身礎」という意味があります。このような体の基礎工事をしてくれるような食べ物がおなかに入ると、腹がすわるのです。腑《ふ》に落ちるのです。腹が練れて、肝《きも》がすわります。何事にも動じない不動心が培われることで、自信がもてるようになります。

胃弱の人は、中心となる食べ物よりおかずや菓子を多く食べがち

陰陽五行では、各季節の変わり目の18日間を「土用」と呼んでいます。旧暦の立春の前の18日、立夏の前の18日といった時期のことです。この「土用」の時期には、陰陽のバランスが乱れるので、体も心も不安定になりやすくなります。こういうときこそ、普遍的に変化しない中心軸をもつ食べ方が必要です。

「土用」になると「土気《どき》」といって、すべてのものの腐敗する働きが強くなります。体のなかでも腐敗をまねきやすく、その影響を受けやすいのが胃の経絡《けいらく》です。そのため、この時期には胃腸疾患が増える傾向にあります。

胃腸の弱い人に共通するのが、取り越し苦労や考え事が多く、心に安定を欠くということです。このような人は、おかずを食べる割合が多く、菓子パンなどの甘いものが大好きで、ごはんやみそ汁を食べないケースが多くみられます。

自分を愛すると、心の中心軸が安定する

心の中心軸を安定させるうえでもう一つ大切なことは、自分を信頼すること、自分を認めてあげること、自分をゆるしてあげること、自分を愛することです。そして、自分の無限の

可能性を信じることです。自分自身を愛することができるようになると、慈愛といって、人を慈しむことができるようになります。人を批判することがなくなっていきます。あるがまま楽しく、ありがたく過ごすことができます。

このような自分という芯がしっかり定まって安定すると、人生も家族もすばらしい回転を始め、結びの和が広がっていくでしょう。

そのためにもまず、中心軸をすえる食べ方をし、日本人の食の原点を見つめ直すことが大切なのです。

動物性食品中心の食事は、さまざまな問題を生む

「動物性食品を食べないと成長できない」、と栄養学ではいわれています。ところが、自然界を見渡すと、体の大きな動物はすべて草食動物ということがわかります。肉食動物で、体の大きな動物はほとんどいないのです。

動物性食品は、腸内腐敗を引き起こして、その毒素によって血液が汚れるため、食べすぎると生活習慣病を引き起こしやすくなります。

さらに動物性の食べ物の問題は、愛を注いで飼育されている動物が極めて少ないため、殺されるときの恐怖と不安でできた粗い波動をもっていることです。

そのような肉を食べることで、脳内でアドレナリンという闘争ホルモンやノルアドレナリンという恐怖のホルモン、ドーパミンという快楽ホルモンの分泌が増えるといわれています。

それらを食べすぎると生理的にも鈍くなってしまい、「がさつで暴力的な人間」「欲望追求型の人間」「自己中心型の人間」をつくってしまう傾向が問題なのです。

また、肉食によって生じるカテコール系アミン（神経ホルモン）は、交感神経を異常に興奮させるので、気分がイライラして、焦燥感が強まります。このためちょっとしたことにもカッとなって、前後の見境がなくなりやすく、ムカつきやすい性格を作るのです。

アメリカの少年院では、これを逆手にとって、罪を犯した少年たちの食事を穀物菜食に変えたところ、少年たちの行動や性格が穏やかになり、よい方向へ変わったといいます。

中心軸が安定した食べ方で、心と体がブレなくなる

日本人が長い歴史のなかでもっとも尊んできた「和」とは、本来、禾本化《かほんか》（＝イネ科）の穀物を口にするという意味をもっていました。穀物を中心とした食生活にすると、その人の性格が穏やかでなごやかになるというのは、いろいろな実験からもわかっていることです。

万物の恵み（愛のエネルギー）をたっぷり受けて育まれた自然栽培の穀物や野菜を中心とした食事をとると、血液がきれいになるため、脳、なかでも脳幹の働きがよくなります。

宇宙や自然の情報をたっぷり蓄えた大地の恵みを食することで、感受性が鋭くなり、判断力や直観力がさえるのです。そうやって人間が、イノチあふれる食べ物がもつ愛のエネルギーに満たされると、精神的にも肉体的にも余裕が生じてきます。そうすると、他人を思いやり、世のため人のために何かしたいというサービス精神（ボランティア精神）も生まれてくるのです。

心と体が安定し、ブレないための秘訣が、中心軸の安定した食べ方、言い換えれば伝統的な和食にあったのです。

穀物5、野菜2、タンパク質1が理想的

肉食の動物には牙《きば》があり、草食の動物には牙がないように、歯の形状とその動物の食生活は、密接に関係しています。人間の歯は全部で32本ありますが、穀物をすりつぶすための臼歯《きゅうし》が20本、野菜や海藻をかみちぎる門歯（前歯）が8本、肉などの動物性タンパク質を引き裂く犬歯が4本と定まっていて、その割合は5対2対1になっています。

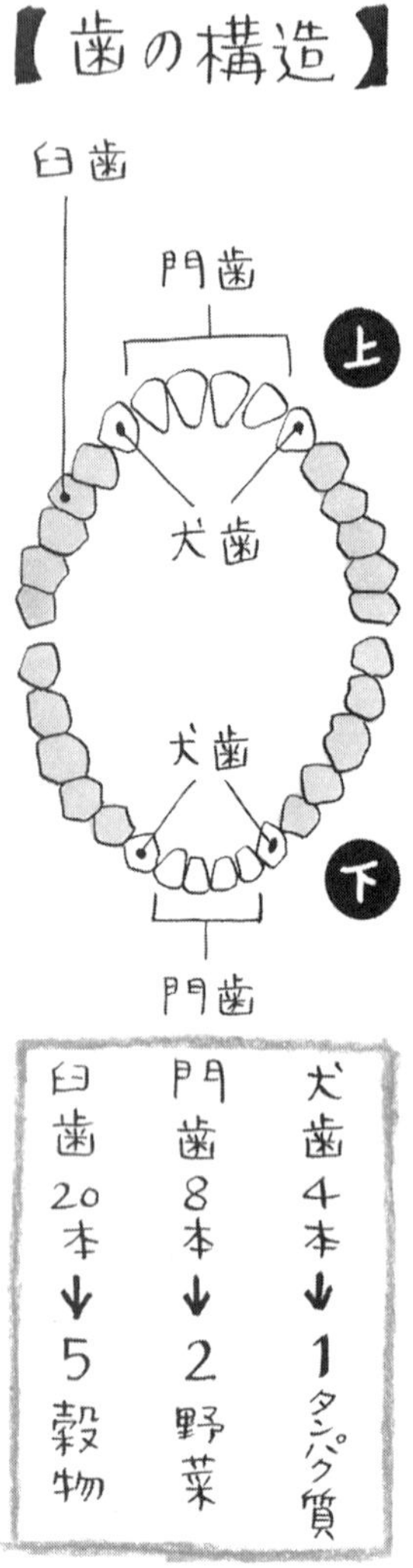

ですから生理学的に考えると、ヒトにとっての食事の正しいバランスはおよそ穀物60%、野菜・海藻・果物30%、動物性食品10%となります。

穀物や野菜、海藻、果物を複合炭水化物と呼び、この割合が食事量全体の80%を超えるような食べ方をしている地域に、長寿村といわれているところが多くあります。この複合炭水化物（穀物5＋野菜2）とタンパク質の摂取割合が7対1であれば、理想的なバランスなのですが、現代の食生活では、ほとんどの場合2対1くらいになっています。

しかも、摂取しているタンパク質は、豆類などの植物性タンパク質ではなく、中性脂肪やコレステロールを増加させる飽和脂肪酸という脂分を大量に含む動物性タンパク質です。この過剰な動物性タンパク質と動物性脂肪が、腐敗ないしは酸化して、血液の汚れ、ひいては細胞膜の汚れをまねき、それががんや生活習慣病の大きな原因となっているのです。

正しい食べ方は、主食60％に対し、おかず40％（30％＋10％）ですから、主食のごはんに対して約半分のおかずが理想的な食べ方のバランスになります。しかし白米ではビタミンやミネラル、食物繊維が不足するので、あくまで主食が玄米や雑穀ごはん（白米または胚芽米、五分づき米に雑穀のミックスを混ぜたもの）という条件がつきます。

そして、「ごはん二口に対しておかず一口」が食べ方の目安になります。おかずが少ないほど、脳幹が整い、自律神経が安定するので、病気の人ほどこのバランスに気をつけてください。

毎日の食事の一口一口が、私たちの体を健康にも、病気にも導きます。正しい食べ方をできるだけ意識して食事作りをし、すべての恵みに感謝していただくことで、私たちは無限の可能性をもつ丈夫な体と穏やかな心の状態を得られるのです。

日々の食事を整えることは、月のリズムで行うプチ断食ダイエットを効果的にさせるためにも、とても大事です。そして、このような食事の積み重ねが、楽しく、実り豊かな人生につながることを確信しています。

おわりに

科学の「科」には分けるという意味もありますが、科学的という名のもとに、私たちは何かを切り分けるために脳を使ってきたような気がします。

地方は都会から分断されて過疎化と農地の荒廃が起こり、大地と人間が分断されて環境破壊が引き起こされました。人と人とが分断されて競争や争いが絶えなくなり、大家族が分断されて核家族化が進行しました。

また、神と人間が分断された結果、目に見えないものの大切さや、神や自然との一体感が忘れ去られてしまいました。

ところが、切り分けていくと全体が見えなくなり、生きる目的や方向性を見失ってしまったりするのです。これからの時代は、みんながもう一度「つながり」を意識して、統合する「ムスビの社会」にしていく必要があると思います。

心と体を結ぶのがヨーガです。大地と分断されている人間をつなぎ直すのが、農業やガーデニング、ウォーキングなどの土とのふれあいです。神と人間を結ぶのが、座禅や瞑想、呼吸法です。母なる大地と人間を結ぶのが、循環型の社会です。

ゴミを減らし、むだをせず、大地からの収奪をやめ、自然と一体となって生きる方向性です。

そうした生き方の方向転換によって、戦争やテロをなくし、「人類みなきょうだい」といえる平和な「ムスビの社会」を築いていくことの選択を、いま私たちは迫られている気がします。

これからめざすべきは、お互いの違いを認め合う多様性の社会です。

大都市や大企業、経済大国にすべてが一極集中するのではなく、地方での田舎暮らしや農業、地域通貨や地方文化が主役となるローカリゼーション（地方化）の社会であり、助け合い、分かち合い、支え合う「ムスビの時代」の幕開けです。

そんな社会では、医療もホリスティック（統合医療）な観点からなされるようになり、いろいろな健康法の価値が認められるようになるでしょう。人間も心と体が結ばれて、忙しさからくるストレスのない、ゆとりをもった真に豊かな生き方ができるようになると思います。

そのような状況をつくりだすために必要なのが、心と体の柔軟性です。常識にとらわれることなく、物質に執着することなく、あるがままでありがたいと感じるためには、心と体の浄化が大切です。そのためのもっとも手っ取り早い手段が「月のリズムによるプチ断食ダイエット」なのです。

月のエネルギーをいかしたプチ断食ダイエットによって、生きとし生けるものが一つにつながっていることを意識しながら「うれしい、楽しい、幸せ」といって生活することができるようになるでしょう。

和気あいあいとしたなごやかな社会、スローライフの社会が生まれるためには、ときどきのプチ断食とともに、日常で伝統的な和食（スローフード）を食べることも大切です。

食べ物には体の改善だけでなく、その人の思いの世界や性格まで変える力があるのです。そのような食習慣の見直しによって、地球を、我欲の追求からもたらされる犯罪や戦争のない、平和な愛の星によみがえらせましょう。

月のリズムでダイエットすることで、多くの人が、あるがままでありがたいという宇宙意識へと目覚め、自分自身のなかにある無限の可能性が発揮されることを願っています。そして、光に満ちた美しい星によみがえらせる「地球維新」が、日本から始まることを心から祈っています。

本の編集をしていただいた吉度さん、陰ながら私を支えてくださった〝マクロ美風〟こと長島さん、断食合宿レポートにご協力くださった参加者およびスタッフのみなさん、体験談を寄せてくださったセミナー受講生の皆さん、そして快く出版を引き受けてくださったサンマーク出版のみなさんに心より感謝いたします。

岡部賢二

参考図書

『胃腸は語る』 新谷弘実著　弘文堂　1998年
『生命の暗号』 村上和雄著　サンマーク出版　1997年
『牛乳には危険がいっぱい？』
　フランク·オスキー 著　弓場 隆訳　東洋経済新報社　2003年
『月刊マクロビオティック』 日本CI協会　2008年１月号～８月号
『無限（サムシング·グレイト）との共鳴』 渋谷直樹著　同朋舎　1997年
『食の堕落と日本人』 小泉武夫著　東洋経済新報社　2001年
『自然脳の心、ゆらぎの生き方』 美野田啓二著　史輝出版　1997年
『自分を浄化する方法』 矢尾こと葉著　かんき出版　2007年
『循環農法』 赤峰勝人著　なずなワールド　2003年
『新・生命の創世記　いのちと塩』 佐藤 稔・佐藤秀夫著　エコロ　2001年
『水素と生命』 若山利文著　山ノ内慎一郎監修
　ナナコーポレートコミュニケーション　2006年
『生命農法』 高橋丈夫著　三五館　1997年
『セロトニン「脳」活性法』 有田秀穂著　大和書房　2007年
『月の癒し』 ヨハンナ・パウンガー・トーマス・ポッペ著　小川捷子訳
　飛鳥新社　1997年
『月の魔力』 アーノルド・L・リーバー著　藤原正彦・藤原美子訳　東京書籍　1984年
『月のリズムで暮らす本』
　テレサ・ムーリー著　岡本翔子監訳　ヴィレッジブックス　2004年
『毒素をためると病気になる　排毒・解毒で病気は治る』
　本部千博著　アールズ出版　2004年
『長生きの決め手は「酵素」にあった』 鶴見隆史著　河出書房新社　2007年
『中美恵のキレイになるマクロビ教室』 中 美恵著　中 広行監修　講談社　2007年
『脳内麻薬の真実』 高田明和著　PHP研究所　1996年
『発酵道』 寺田啓佐著　河出書房新社　2007年
『松本英聖・医事論集　第一巻　食と生命』 技術出版　1994年
『病気にならない生き方』 新谷弘実著　サンマーク出版　2005年
『マワリテメクル小宇宙～暮らしに活かす陰陽五行』 岡部賢二著　ムスビの会　2005年
『ムーン・ヒーリング～月の癒しと幸運への扉』
　秋月菜央著　ベストセラーズ　1994年
『むすび』 正食協会　2006年４月号～2008年８月号
『ゆっくり力ですべてがうまくいく』 斎藤茂太著　新講社　2003年
『和のしきたり～日本の暦と年中行事』 新谷尚紀監修　日本文芸社　2007年
『笑いの免疫学』 船瀬俊介著　花伝社　2006年
『生命への警鐘』 西岡一著　「クレス」生活科学部　1988年

岡部賢二（おかべ・けんじ）

1961年、群馬県生まれ。日本玄米正食研究所所長。フードアンドメディカルコンサルタント。大学在学中に渡米し、肥満の多さに驚いて「アメリカ社会とダイエット食品」をテーマに研究。日本の伝統食が最高のダイエット食と気づいたのち、「正食」と出会い、松岡四郎氏（正食協会元会長。世界にマクロビオティックを広めた桜沢如一氏の直弟子）から指導を受ける。正食協会講師として活躍後、2003年、福岡県の田舎に移り住み、日本玄米正食研究所を開設。農業の勉強のかたわら、マクロビオティックの講演やプチ断食セミナーで全国を回っている。05年、「ムスビの会」を発足。06年、セミナーハウス「四季の舎ながいわ」を開校し、マクロビオティックレストラン「ながいわの郷ムスビ」をオープン。趣味は畑仕事。著書に『マワリテメクル小宇宙～暮らしに活かす陰陽五行』（ムスビの会刊）がある。
ムスビの会ホームページ　http://www.musubinokai.jp

月のリズムでダイエット

2008年11月20日　初版発行
2017年 8 月25日　第12刷発行

著者　岡部賢二
発行人　植木宣隆
発行所　株式会社サンマーク出版
東京都新宿区高田馬場2-16-11
電話　03-5272-3166

制作スタッフ
編集協力　吉度日央里
本文デザイン　吉度天晴
イラスト　ツグヲ・ホン多
装丁　熊澤正人、内村佳奈（パワーハウス）
編集　梶原光政
印刷　株式会社暁印刷
製本　村上製本所

定価はカバー、帯に表示してあります。
落丁・乱丁本はお取り替えいたします。

ISBN978-4-7631-9867-9 C0030
ホームページ　http://www.sunmark.co.jp